女はなぜ、男に突然キレるのか!?

脳の不思議がわかれば
女性関係は
99%うまくいく

医学博士
米山公啓

六耀社

はじめに　女を味方にできる、空気の読める賢い男とは！

男と女が存在する限り、トラブルは避けられない、と誰もが出す結論になる。

もともと、「何のいさかいもなく平和に暮らせる」というのが不自然なことなのである。なぜなら、男性と女性は同じ人間という括《くく》りであっても、まったく別の生き物であるからだ。

特に重要なのは、**男女間の差が、《脳の構造や機能が違う》ことを認識しておくべきだ**ということだろう。ものの考え方や感じ方など、すべてのことが男女間では異なるのである。

現実のシーンに当てはめてみよう。

「どうして女は、いつも文句ばかり言っているのだろう」と世の男性は思う。

「男はなぜ、いつも人の話を聞こうとしないのかしら」と多くの女性が不満を口にする。

これは、はるか昔から行なわれてきた人類の営みであり、自然現象と同じレベルのことなのだ。**男女の間には、考え方や感じ方に超えられない壁ともいえる《差》がある。**

その差について嘆くのではなく、「どんな差があるのか」を理解しようとすることが、ムダなトラブルを生まずに男女が快適に暮らしていかれるコツなのである。

男女の脳の構造や機能の差が理解できれば、お互いのことがもっと身近にわかるようになる。お互いの特性を知ることは、自分の生活をより快適にしていくための知恵でもあるということを覚えておきたい。

私の患者や知り合いの男性の方が、女性に対して、こんな愚痴をよくこぼしている。（意図がなかなか伝わらない）（融通が利かない）（突然、キレる）（仕事は正確だが時間がかかる）（いくら男が誠意を見せても理解してくれない）……。

そう感じてしまう原因は、その女性の持って生まれた性格にあるのではない。すべては**女性という生き物に備わっている「女脳の特性」によるもの**なのである。

したがって、いわゆる「女心」なるものも、本来は女性の「心理」ではなく、女性の脳の特性を学ぶことで理解できるようになるのだ。

女心を理解できる男性には、たくさんのメリットが待っている。女性は信頼した人に対しては胸襟《きょうきん》を開いて心から尽くすようになる。また、理解者であるあなたに対して、いつまでも「いい女」と思われていたいという意識が芽生えるために、美しくあるための努力をするようになるのだ。男と女が長い年月を一緒に暮らしていくために、それが大切なことであるのは、いうまでもないだろう。

女心を理解するかどうかで、女性を敵に回すことなく、味方につけることが簡単にできてしまうのである。女脳の特性を理解し、男女の人間関係に生かしていけば、おのずと、仕事でも私生活でも幸せな一生が手に入るのだ。これは女性に媚《こび》を売ることや頭を下げるということではない。むしろ理解するということは、女性に信頼される賢い男になるための「武器」を手に入れたのだといってもいいだろう。

ところが、「女心」に応えようと、物に頼っている男性を多く見かける。物を贈ることとは、一部の女性では喜びになるのかもしれないが、かえってそれが苦痛になってしまう場合もある。

女性は思いやりの「心」がほしいのである。そこがこうした男性には理解できない。**もう一度、自分の行動を振り返ってみよう。物でごまかしていないかを。**

男女のうまくいっていた関係が険悪になってしまう。そこに欠けていた最大の原因は、コミュニケーションの欠落であり、「ありがとう」や「きれいだね」というシンプルだけど思いやりのある言葉なのだ。ただ話を聞く時間を持つ、そのことのほうがどんな大きなダイヤモンドより価値があることを知ってほしい。

人類が誕生して以来、長い年月をかけて共存してきた男女だが、さらによりよいパートナーシップを築いていくためにも今の時代に改めて必要なこと、それが「女心を知る」ということなのである。

現代の若者たちは、いや多くの30代、40代の男性でさえも「女脳の特性」が理解できていないのである。それこそ「空気の読めない男が激増している」といわれるゆえんなのだ。まして若い男女間では、会話が成り立たないという不幸なことになってしまう。

女を味方にできるかどうかで、家庭でも職場でも大きな影響が出る。わかっているようなつもりで、なかなかわからないのが女の脳である。本書ではそれを詳しく解説していこう。

渋谷の仕事場にて　米山公啓

目次

脳の不思議がわかれば
女性関係は99％うまくいく

第1章

女が突然不機嫌になるのは？女脳を解明する！

第2章

知らないと損する"女脳"の特徴・読み方！　61

第3章

賢い男はとっさのひと言、会話力で女を味方にする！

第4章

知ると知らぬでは大違い。〝女のシグサ〟を読む！ 129

第5章

賢い男は、モテる瞬間を見逃さない！

第6章 男女の恋愛脳のメカニズムを知る！

第7章 賢い男は決して女とケンカしない！

カバー・本文デザイン／タイプフェイス 小林祐司
本文イラスト／須山奈津希
DTP／タイプフェイス 齋藤佳樹
企画編集／オフィス朋友

SELF CHECK

「女脳」理解度

自己診断テスト20

本文を読む前に、あなたの女脳の理解度テストにチャレンジしてください。
この結果によって、女性の心をつかめるかどうか、がわかります。
18ページの自己評点を参考にして、今後の行動の指針にしましょう。

□ **01** 納得させるより、話し合いを大切にする。

□ **02** 車に乗ってもほとんどナビは使わない。

□ **03** 花の名前が10種類以上言える。

□ **04** 彼女の友人の顔と名前が、10名以上一致する。

□ **05** 2日前に彼女が着ていた服を覚えている。

□ **06** 彼女が約束の時間に遅れてきても、笑顔で迎えられる。

□ 07 自分の意見を言うより、彼女の話を聞くほうだ。

□ 08 レストランで彼女が注文するまで待てる。

□ 09 記念日は手帳に書き込んでいる。

□ 10 どんなに忙しくてもメールを送る。

□ 11 家具を買うときは彼女に決めてもらう。

□ 12 彼女と同じ趣味を持っている。

□ 13 彼女のファッションセンスを常にほめている。

□ 14 ありがとうと素直に言える。

□ 15 ごめんねと素直に謝っている。

□ 16 髪形や化粧の変化に気づき、ほめている。

□ 17 自分のマニアックな趣味の話は出さない。

□ 18 彼女のおしゃべりを笑顔で聞き、話が飛んでも気にしない。

□ 19 表情の変化を察知し、「どうしたの?」と気遣っている。

□ 20 怒りを爆発させた彼女には、決して反論しない。

『自己診断結果』が

16個以上の人
すばらしい理解度です。彼女に嫌われることはまずありません。
10個から15個の人
彼女を大切にして十分理解していますが、ときどき怒らせてしまいます。
6個から9個の人
理解する努力はしていますが、しばしば失敗します。もう少し努力を。
5個以下の人
論外です。女性と付き合う資格がないと言われても仕方ないでしょう。

いかがでしたか。女脳をどれだけ男性が理解しているかを診断するテスト項目はまだたくさんありますが、この20項目の自己診断で十分に判定できるでしょう。
診断結果を参考に、第1章以下を読み進めていきましょう。

第1章

女が突然不機嫌になるのは？女脳を解明する！

KARTE

01

女はなぜ、急に感情的になって怒り出すのか？

人の顔の喜怒哀楽の表情は万国共通である。当たり前のように思うかもしれないが、そこには遺伝子に組み込まれた仕組みがあるということだ。

これを最初に報告しているのは進化論を書いたダーウィンである。

世界中を回って歩き、どんな民族であろうと、笑ったり怒ったりしている顔は同じだということにダーウィンは気がつく。

つまり人が喜怒哀楽の感情を表現する場合、顔の表情だけでなく脳の中に人類共通のメカニズムが存在するということがわかるのである。

女性が感情的になって怒り出すとき、それはまさにこのメカニズムの表れであり、脳の仕組みそのものの特性が命令しているということにほかならない。

脳の真ん中に扁桃体《へんとうたい》という器官があり、それがすべての感情の交通整理をして、大脳皮質に命令を出している。

最近の脳科学では、脳のある特定の場所が、すべてをコントロールしているというようには、それほど考えられていない。

つまり、記憶を蓄える大脳皮質の働きも重要であり、同時に大脳皮質の感情反応も影響している。そして普段は理性をコントロールする大脳皮質の働きによって、多少怒ってもそれにブレーキをかけてくれるのである。

しかし、緊急事態であれば、いちいち大脳皮質の理性的なコントロールを受けていては間に合わない。危険なことがあり、即座に逃げなければいけないとき、扁桃体からダイレクトに運動神経に命令が出て、人はすぐに逃げ出すことができる。

扁桃体の役割の一つが、その緊急脱出装置ともいえる機能なのだ。すばやく反応して、大脳皮質に腕を上げて戦う姿勢を示せとか、大声でわめけとか、何らかの反応を起こさせる。いわば軍の司令部のような場所だ。

それが時には、相手を激しく攻撃しろと瞬時に命じてしまう。それこそが女性が急に怒ってしまう瞬間、ということだろう。

「キレる」とは、まさにこんな状態である。大脳皮質の命令なしに、扁桃体から直接すばやい命令がいくというわけだ。なぜ女性にそういうことが多いのだろうか。

そこには前交連《ぜんこうれん》という場所も影響してくる。ここは左右脳をつないでいる電線の役目をする神経線維の束が通るところであり、同時に、周辺の香りや味覚などさまざまな情報も通る場所である。

だから、女性が急に感情的になったように見えるが、実は同時にさまざまな情報が入ってきたために、**より扁桃体を興奮させて、怒るということになる**のだ。

夫が遅く帰ってきて、酒臭く、衣服に香水の香りでも漂えば、それは扁桃体を一気に興奮させるだけの材料を提供したようなもので、もはや理性でのコントロールは不可能ということになるだろう。

Drノウの ONE POINT カルテ

女性が感情的になって急に怒り出すというのは、扁桃体と前交連の脳の仕組みそのものの特性からきている。くれぐれも扁桃体を刺激させないようにしよう。

人を行動に駆り立てる脳の仕組み

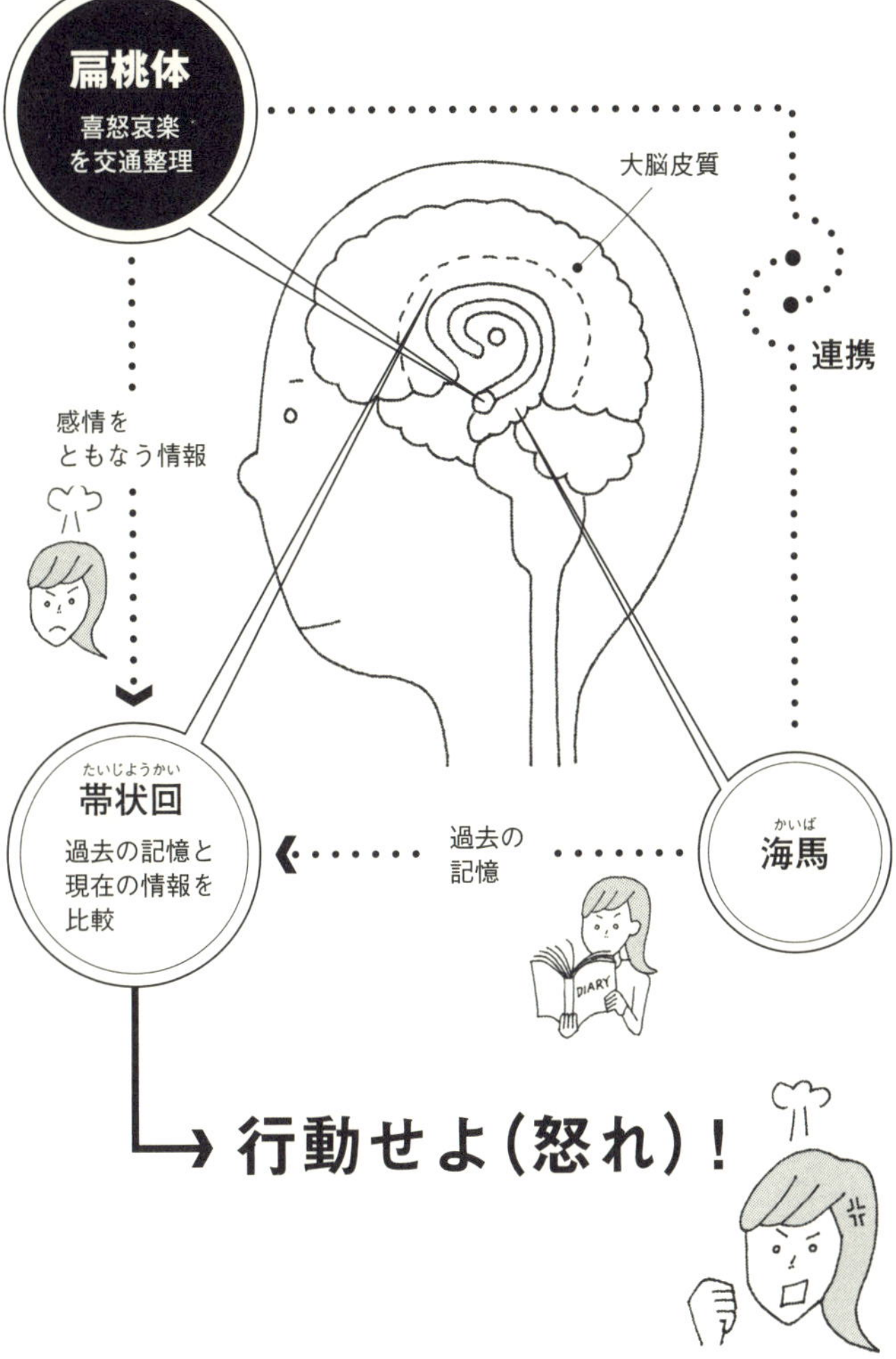

KARTE
02
女の心理・行動が男と違うのは、脳の構造の差

男と女の間では、相手の発する言葉や態度に対する受け止め方のすれ違いが多く見られる。結果、女性から「私の気持ちをまったくわかってくれないダメな男」というレッテルを貼られてしまう。これは脳の構造の違いが本能的に命令を出しているのであり、女性特有の心理、行動はそこを理解していないと読めなくなるのだ。女性を味方につける賢い男になるために、まず、脳の仕組みや構造についての基礎知識を身につけておこう。

・女性の脳はエネルギー効率がいい

体格の差から見れば当然のことで、脳の体積と重量には差がある。しかし、知能自体には差がない。ということは、小型の女脳のほうが効率がいい脳ということであろう。

・右脳が大きい男性脳

大脳を真ん中で割って、左右の脳を比較すると、女性の脳は、左右差が少ない。男性は右脳のほうが大きくなっている。

これは女性の脳にメリットがある。脳卒中によって一方の脳が壊れても、左右の分化が進んでいないので、残ったほうの脳で、その機能をある程度カバーできる。実際の症例で、左の大脳が脳梗塞《のうこうそく》を起こし、言葉が話せなくなっても、訓練と時間経過で、右脳の一部がその機能を補うようになった女性がいる。

・脳梁が大きい女性脳

脳梁《のうりょう》とは左右の大脳をつないでいる部分である。女性では特に後頭葉《こうとうよう》に近いところが丸くなっている。ここがパイプ役となって左脳と右脳間で情報交換をしている。視覚・聴覚・言語情報がすばやく交換されているので、脳梁が大きい女性は意識しないでも、細かく見て、音や言葉をよく処理できるのだ。同時処理も可能にさせるのである。

・ウェルニッケ中枢（感覚性言語中枢）の細胞が女性は厚い

感覚性言語中枢《ちゅうすう》とは、言葉を聞いて理解する言語認識の能力をつかさどっている。女性が聞き上手なのは、こんな解剖学的な差が影響している。

・前交連が女性は太い

前交連も左右の脳をつないでいる。女性の前交連が太いということは、やはり左右の大脳の連絡がいいということになる。

前交連はさまざまな情報が入ってくる連絡線維なので、この線維の回路が太い女性はさまざまな情報を男性より常に多く脳に得ている。

だから頻繁に情報が行き来し、おしゃべりになってしまうのだ。さらに感情と関係のある扁桃体の線維も入ってくるので、女は情緒的になって、聞いたこと見たことに反応が速くなり、涙もろくなってしまうし、急に怒り出す原因となる。

脳の内部の構造と特徴

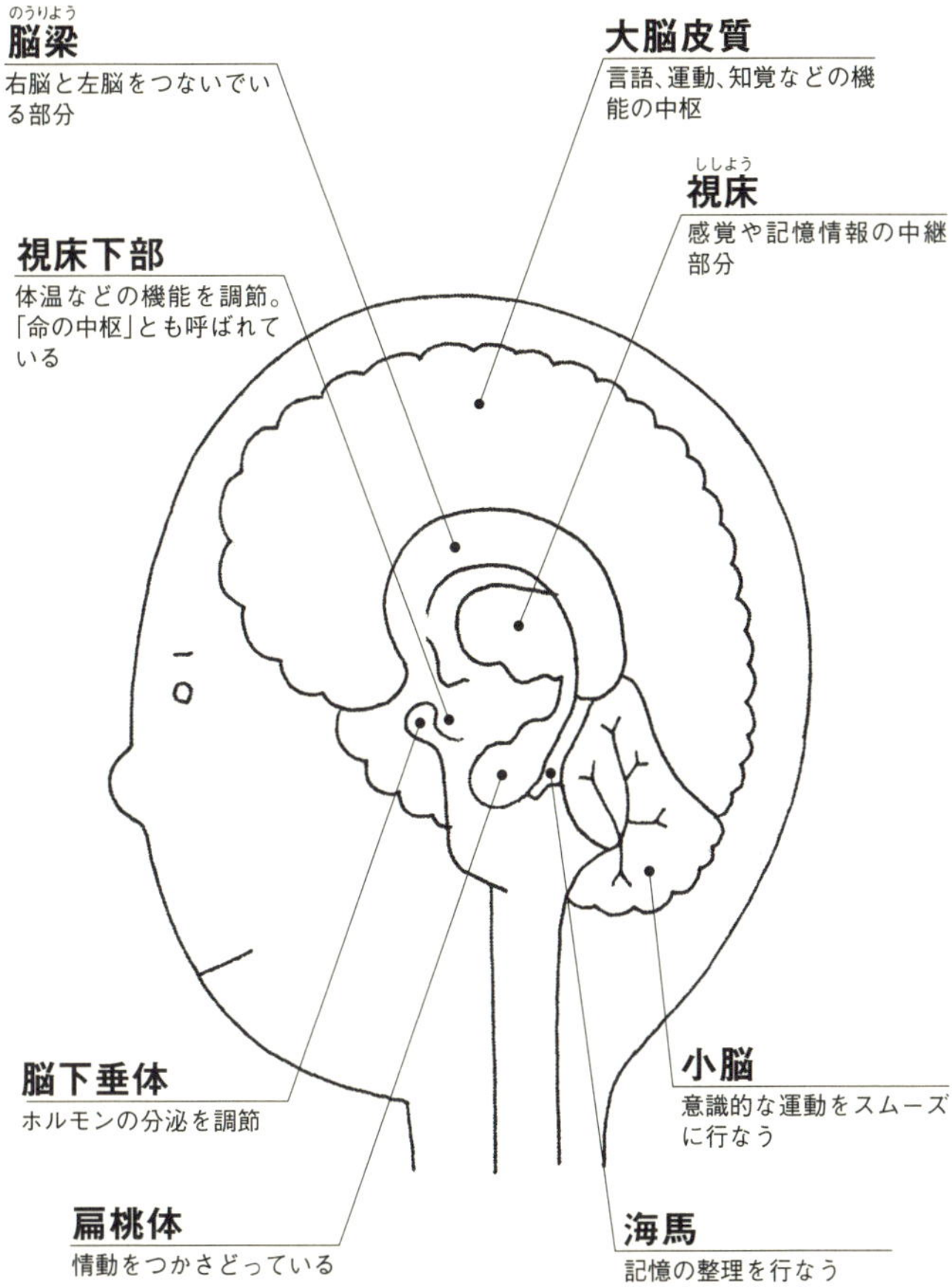

脳梁《のうりょう》
右脳と左脳をつないでいる部分
大脳皮質
言語、運動、知覚などの機能の中枢
視床《ししょう》
感覚や記憶情報の中継部分
視床下部
体温などの機能を調節。「命の中枢」とも呼ばれている
脳下垂体
ホルモンの分泌を調節
扁桃体
情動をつかさどっている
小脳
意識的な運動をスムーズに行なう
海馬
記憶の整理を行なう

・視束前野の神経核が男性は大きい

これはラットでの比較だが、視束前野《しそくぜんや》は快感と関係しているので、男が女好きの原因はこれかもしれない。同じように、前視床下部間質核は男で神経細胞が大きく、数も2・5倍ある。これも女好きの原因を作っていると考えられる。

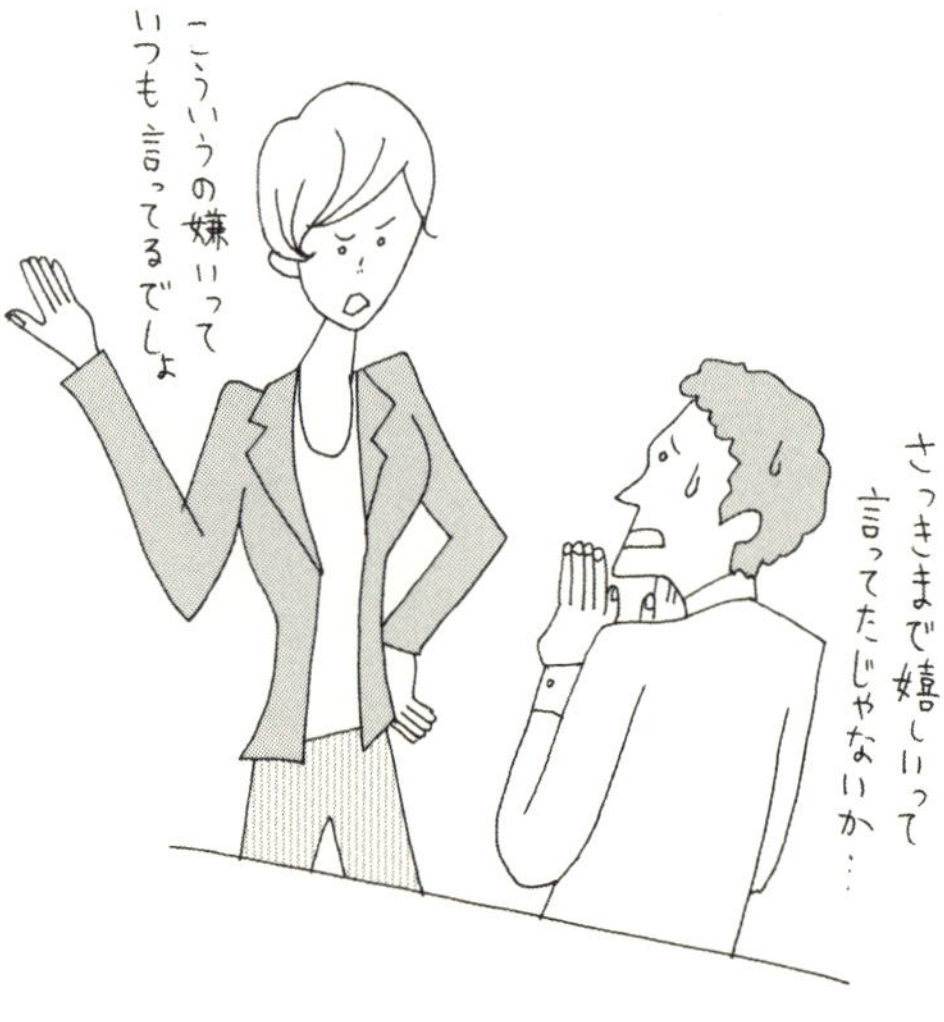
こういうの嫌いって
いつも言ってるでしょ
さっきまで嬉しいって
言ってたじゃないか…

Drノウの ONE POINT カルテ

脳の構造で、女性は脳梁、ウェルニッケ中枢、前交連が「太い、大きい」ということから、女性は男より喜怒哀楽が即座に、そして激しく表れてしまうのだ。

KARTE
03
記憶力という女の武器が、カン働きにつながっている

あるテレビ番組の担当者から、「1時間、タレントに体操や運動をさせて、その人の記憶力をアップできないか」という内容の出演依頼があった。そんな短時間で記憶力はアップできないと私はすぐに断った。

世の中にはこういった考え方を持つ人が結構多いようだ。何かをすれば記憶力がよくなると思っているし、そういったセミナーが結構ある。だが、記憶力そのものをアップする方法はない、と私は断言したい。

人間の短期記憶の能力は、短時間の訓練で高まるものではない。無意味な数字の記憶は8桁くらいが限界でもある。ただし、記憶術のテクニックをマスターし、覚えていく方法はある。いわゆる記憶術を使って、100個のことを覚えるということは可能だろう。

しかし、それは記憶力がよくなったということではない。けれども、男女の記憶力という点では、女性に軍配が上がる。

なぜ、**女性のほうが男性より記憶力が勝っている**といえるのだろうか。

それは女性ホルモンであるエストロゲンが記憶力をよくするように作用するからだ。女性の記憶力がいいのは、このホルモンの影響を強く受けていることにほかならない。

この特性で、女性の脳には記憶の断片がたくさんしまい込まれていて、何かのときに、その記憶が出てきて、その場、そのときの判断材料として使うのだ。こうした**記憶の蓄積が男の言動をすばやく見抜き、カン（勘）がいいということにつながっていく**。

さらに感情が結びつくと、それは瞬時に記憶されていく。つまり感情が動いて、嬉しい、悲しい、怖い、ということになれば、そのときの記憶は消えないということだ。

女性は扁桃体の働きが強く、感情的になりやすいから、同時にしっかり記憶していくということになるわけだ。

女脳は喧嘩したときの内容、場所、相手の顔の表情までしっかり記憶しているが、男の脳は数日もたてば、喧嘩したということしか覚えていない。

男性は自分の興味がある内容の話ならば記憶するのだが、喧嘩し、そのときは激しく言い争っても、終わってしまったら内容にはまったく興味をなくして忘れてしまう。つまり女性は喧嘩をしても、しっかり話し合って男の悪い点を指摘できたと思っているが、男性は無駄な時間を過ごしたと思うだけだ。

断片的な記憶がすぐに消えてしまう男性は、関心のないことにはそういった記憶力が働くことはない。ただし、仕事や金がからんでくると、男性もしっかり記憶し、思い出すという一面はある。

女性の記憶力がいいのは、よいことだと思うが、反面いつまでもこだわってしまう原因にもなるので、必ずしもプラスになるとは限らないといえる。

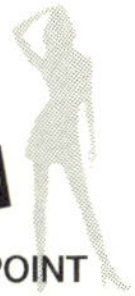

Drノウの ONE POINT カルテ

忘れ上手は、人生において大切な能力である。しかし、それを記憶力のよい女性に求めるのは酷というものだ。女性は、記憶と結びついて感情を増幅させることがあるということを知っておこう。

KARTE
04
感情によって強調された記憶を消せない女

女脳は感情的になりやすく、これは記憶とも関係してくると前述したが、もう一歩踏み込んでみよう。

記憶は扁桃体が興奮して感情が結びつくと、即座に忘れない記憶として定着する。つまり、感動して喜びの感情が強く動かされたときのことは忘れないものだ。

同時に男の言葉や態度が原因で女性が怒る場合も同じである。扁桃体が強く反応することで、忘れない記憶になっていく。だから、その記憶を消すことは難しいのだ。

さらにもう一つの記憶のメカニズムも関係してくる。

記憶には長期増強(LTP)というものがある。動物実験で、ラットの海馬《かいば》という部分を強く電気刺激すると、神経細胞の興奮が起きる。普通の電気刺激では、いったん電気を切ってしまえば、そこで神経細胞の興奮も終わってしまう。

一つのちょっとした出来事の場合は、数分後には女性脳もそのことは忘れてしまうが、怒りや反感といった同じ刺激を繰り返して受けると強く記憶されていく。

そうして記憶が長期増強されると、その後は弱い刺激でも神経細胞は興奮して、以前の強い電気刺激と同じくらいの効果が得られるのだ。

つまり、感情的になった記憶を覚えていて、事あるごとに思い出しているとすれば、ますます忘れない記憶に変化していくということだ。

忘れるというのが、人間の記憶の基本である。イヤなことを忘れていく、それがあるから前向きに生きることもできる。しかし、**何度も繰り返して思い出していると、イヤなことを決して忘れない記憶にしていく。**記憶力がいいことは、受験勉強では有利だが、人生を生きていく上には、必ずしもプラスにはならないのである。

Drノウの ONE POINT カルテ

男は女性の反感を買う言葉をかけたり、そうした刺激を繰り返したりしないように注意しよう。

KARTE
05

女性に多い、左脳型の女は自分が納得できないと怒る

「あなたは右脳型と左脳型、どちらのタイプか？」という質問フレーズは、いわゆる〝脳ブーム〟と呼ばれ始めた当初より現在まで、全国のあちこちで繰り返されている。

そのくらい、私たち人間を〝右脳型〟と〝左脳型〟に分類することは一般的になっていて、ある意味、占いや心理テストのような扱いを受けている感もある。ちょうど、〝ネコ派〟か〝イヌ派〟かで、結論の出ない言い争いを楽しむようなものだろう。

ところで、いわゆる〝右脳型〟〝左脳型〟の特徴とはどういうものだろうか。

右脳型の特徴としては、次のようなことが挙げられる。

・図形などを読み取る能力が優れている
・音楽などを聴き取る能力が優れている
・全体を見る能力が優れている

・直感力が優れている

また、**左脳型の特徴**としては、次のようなことが挙げられる。

・言語の読み取り能力が優れている
・言語の聞き取り能力が優れている
・分析能力が優れている
・思考力が優れている

かつてベストセラーのタイトルにあった『……、地図が読めない女』は、まさに左脳型であるといっていいだろう。左脳型は右脳型に比べて、空間認識力に乏しいといわれている。したがって、図形や地図などを読み取る力が右脳型ほど優れていないという結論になるのである。

比較的、男性は立体に対する空間認識に強いために右脳型が多く、女性は言語能力に優れているために左脳型が多いとされているのには、こうした背景がある。

また、女性の脳は前交連が男性より太いという特徴があるのは前にも述べた。前交連が太いということは、感情の回路が太くできているということになる。

感情の回路が太いということは、感情に関する情報を大量に流すことができることにつながる。感情表現が豊かな女性が多いのはそのためだろう。

もともと言語能力に長《た》けている女性の脳の特徴にプラスして、感情表現の豊かさが加わると、そこに生じるのはメリットだけではなく、デメリットもある。

あらゆる言語能力や感情表現を駆使しても、理解できないことや納得できないことが出てくると、その問題に対しては処理能力を超えて爆発してしまうのである。

ほんの少しの情報しかない状態でも、それが左脳型の女性の理解を超えているものであれば思い込みを膨らませ、不安や怒りをあおり、悲しみや落ち込みを増幅するには十分である。男性にとっては「ささいなこと」でも、女性には「とんでもない大事」となり、「だから女性はすぐに感情的になるんだよな……」と男性がボヤく結果になる。

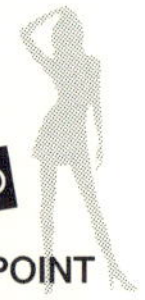

Drノウの ONE POINT カルテ

左脳型の女性は理屈好きで、問題がこじれ納得できなくなると爆発するので、ご用心！

KARTE 06

右脳型の女か、左脳型の女か簡単に見分ける法

女性は左脳型が多く見られると前述したが、潜在的に右脳型である女性も中には存在する。

気になる女性のタイプが右脳型か左脳型を把握しておくことは重要なポイントになる。なぜなら、対応次第では、それがプラスにも、マイナスにもなるからだ。

女性から相談を受けたときに、誤った返事や選択をして取り返しのつかないことに発展する前に、女性のタイプを掌握しておくことをお薦めしたい。

大ざっぱな右脳型、理屈っぽい左脳型といわれるが、女性を見分けるには、どうしたらいいのか。まずは、あなた自身が右脳型なのか左脳型なのかをチェックしてみよう。

次の6つの質問にイエスかノーで答えてほしい。

右脳型か左脳型かを見分けるチェック項目

□電話番号や公式などを暗記するのは苦手なほうだ
□多少のミスは気にならない
□雑談が好き
□時間を守れない
□美術館歩きが好き
□割り勘の計算は面倒だと思う

この質問に4つ以上イエスと答えた場合は右脳型、イエスが3つ以下の場合は左脳型であるといっていいだろう。

女性を見分けるときも同様、日頃の行動から判断してみるといい。仮に、「美術館歩きが好き」かどうかわかっていなくても、この質問なら不審がられるリスクもなければ、機嫌を損ねることもなく自然に相手の意見を聞くことができるはずだ。

ほかにも、右脳型と左脳型の代表的な特徴を挙げておこう。

右脳型の特徴

・物事を合理的に考える
・全体を見渡しながら仕事を進められる
・バランス感覚に優れている
・直感で動くことが多い

左脳型の特徴

・ボキャブラリーが豊富である
・細かい計算が得意である
・物事を分析して考えるのが好き
・段階を踏んでことを進めるのが得意である

左脳と右脳の機能の特徴

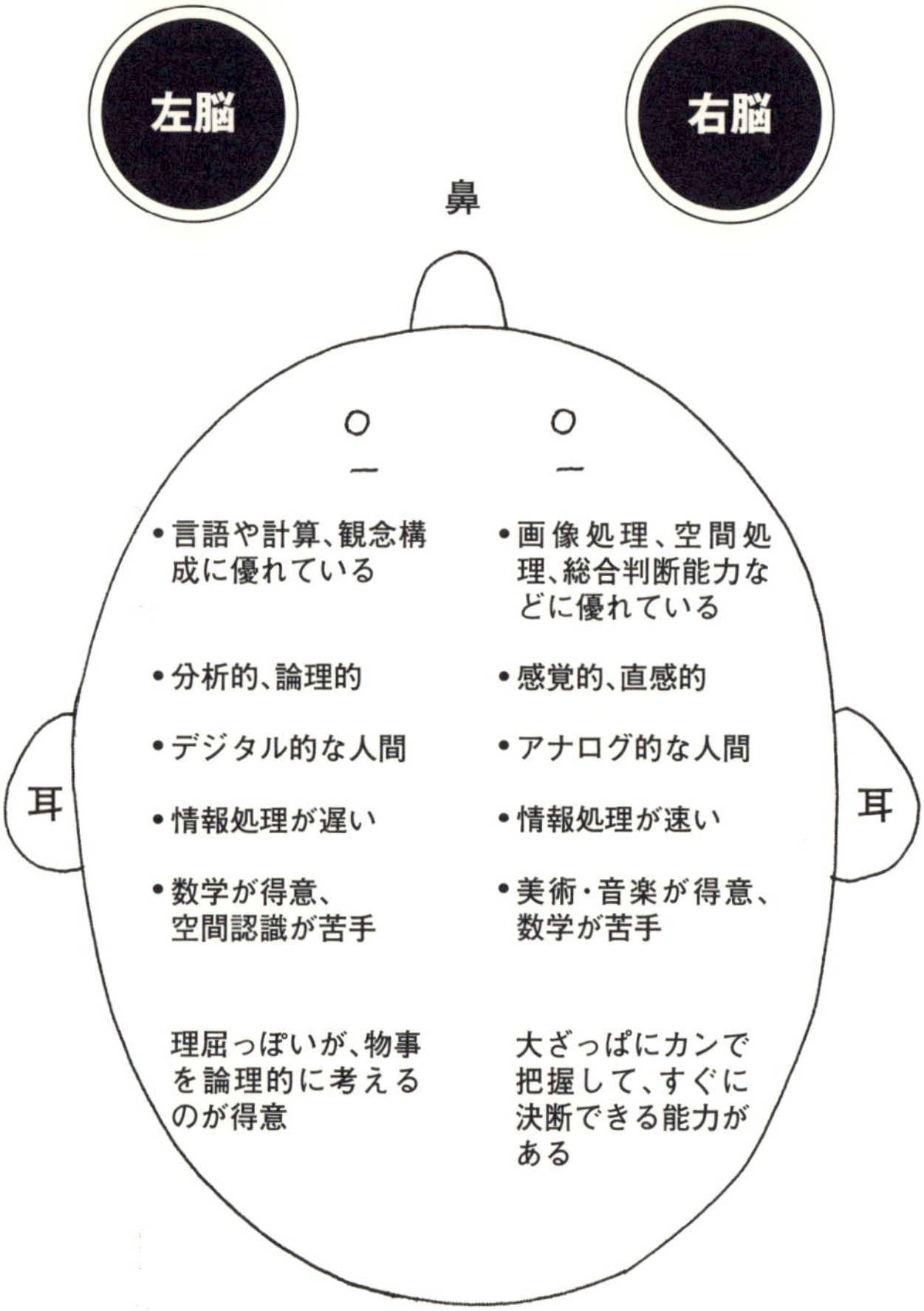

左脳
右脳
鼻
耳
耳
•言語や計算、観念構成に優れている
•分析的、論理的
•デジタル的な人間
•情報処理が遅い
•数学が得意、空間認識が苦手
理屈っぽいが、物事を論理的に考えるのが得意
•画像処理、空間処理、総合判断能力などに優れている
•感覚的、直感的
•アナログ的な人間
•情報処理が速い
•美術・音楽が得意、数学が苦手
大ざっぱにカンで把握して、すぐに決断できる能力がある

以上のチェック項目と特徴を自分と相手に当てはめて、左脳型か、右脳型かを見分けるようにしよう。特に女性は脳の機能が感情に直結するので、相手がどんなタイプなのかをつかんでおくことは、女を怒らせない賢い男への近道なのだ。

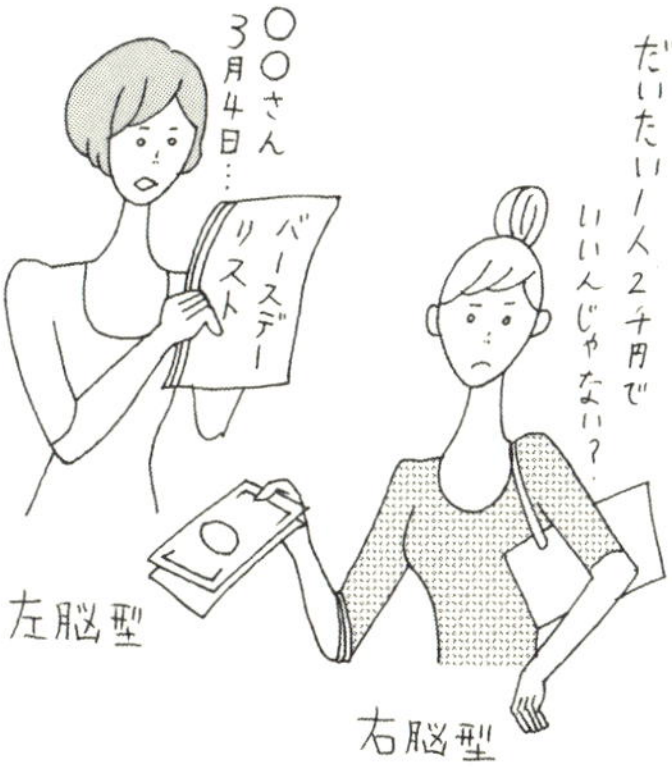
だいたい1人2千円でいいんじゃない？
〇〇さん3月4日…
バースデーリスト
左脳型
右脳型

Dr ノウの ONE POINT カルテ

まずは相手の脳の特徴を知ること。右脳型は大ざっぱ、左脳型は理屈っぽいのだが、女性は左脳型でも右脳型でも感情が行動に直結することに変わりはないので、対応に注意しよう。

KARTE
07
なぜ女は「男はわかってくれない！」と不平不満を言うのか

男女が引き起こすトラブルの際、女性が口にする定番のセリフの一つに、「どうして私のことをわかってくれないの？」というものがある。

これは、**恋愛カップルや夫婦の関係だけではなく、職場でのビジネス上の間柄でも発生する。** たとえば、「どうして私の言い分を理解してくれないんですか？」「がんばっているのに、なぜ私が評価されないんですか？」というように、部下の女性が上司である男性に不満を訴えるときも同じである。

一方で、男性の場合、同様の理不尽さを仕事で感じたところで「どうしてボクのことを、わかってくれないんですか？」と上司に泣きつくケースはほとんどないといってもいいだろう。そもそも、そんなことを言い出す男性の部下がいたら「面倒くさい奴だな」と思うだろうし、その時点で仕事のできなさを、その部下は自分から告白している

post card

料金受取人払郵便

新宿支店承認

2640

差出有効期間
2010年7月24日まで

160-8791

849

東京都新宿区新宿 2-19-12 静銀ビル 5F
株式会社 六耀社

『脳の不思議がわかれば女性関係は99%うまくいく』係行

本書に対するご意見、メッセージなどを具体的にお書き下さい

○ご感想を、広告等、書籍PRに使わせていただいてもよろしいでしょうか？
□ 可　□ 匿名で可　□ 不可

お名前《フリガナ》　年齢　歳（男・女）　ご職業

ご住所 〒

TEL　e-mail

ご購入店名　地区　購入年月日

○ご記入いただきました個人情報につきましては、アンケート集計以外の目的には使用することはございません。
○今後、新刊情報などのご案内をお送りしてもよろしいでしょうか？
□郵送で　□メールで　□希望しない

『脳の不思議がわかれば女性関係は99%うまくいく』

この度は、「脳の不思議がわかれば女性関係は99%うまくいく」をご購入いただき、誠にありがとうございます。
今後の参考にさせていただきますので、以下の項目にお答えいただければ幸いです。

A.『脳の不思議がわかれば女性関係は99%うまくいく』を何でお知りになりましたか？
書評等の場合は新聞名・雑誌名を、ブログやウェブの場合は名称をご記入ください。

B. お買い求めになった理由を教えてください。

□著者に興味がある
□仕事に役立ちそう
□タイトルに引かれて
□デザインに引かれて
□内容がおもしろそうだから
□テーマに共感できたから

C. 価格はいかがでしたか？

□ 高い　□ 安い　□ 適当

D. よく読む雑誌名や、最近面白いと感じた書籍のタイトルを教えてください。

E. 今後取り上げて欲しい人、モノ、テーマなどを教えてください。また、その理由も教えてください。
（複数可）

ご協力ありがとうございました。抽選で弊社書籍を差し上げます。

ようなものだと見られても仕方がない。

なぜ、女性は人に「わかってくれる」という〝共感〟を求めたがるのだろうか。

たとえば、相談事に関する対応にも男女の違いが顕著だ。

仕事で悩んでいる女性に対し、男性は「だったらどうするべきか」をアドバイスしようとする。

自分の経験談や他人の克服例、果てはビジネス本に載っていたマニュアルまで持ち出して、何とか女性を鼓舞《こぶ》しようとするだろう。

ところが当の女性にとっては、これらの男性の努力はすべてムダになることが多い。酷なようだが、いくらバリエーション豊富なアドバイスをもってしても、悩んでいる女性を満足させる答えが見つからないことは確かである。

女性を納得させる唯一の答え、それは〝共感〟なのだ。

「わかるよ、キミの言いたいこと……」――このひと言で、女性は満足し、男性への信頼感がアップすることは間違いない。たとえ、女性の言い分が少しもわかっていなくても「よくわかるよ」――この言葉だけで十分なのだ。

女性が共感を大切にするのも、前交連の太さが関与している。前交連が太いことで多くの情報が行き来するのが女性の脳だが、その情報量の多さによって大勢の他人の中での自分の位置関係を把握することも得意なのである。

つまり、女性は「私って、あなたから見るとどうなの?」「私は、みんなにどう見られているの?」と常に**集団の中での自分のポジションを確認しておきたい性質が備わっている**のである。したがって、自分の位置を確認して安心したいがために、相手に共感を求めることになるのだ。

「わかるよ」「大丈夫だよ」という言葉を女性が好むのは、こういう脳の特性によるものだったのである。つまり同意できる男こそモテる男ということかもしれない。

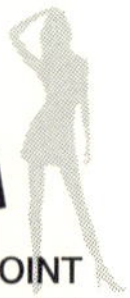

Dr.ノウの ONE POINT カルテ

女性は〝共感〟してもらいたいといつも思っている。「わかるよ、君の話……」と共感の言葉で応えよう。

KARTE
08

エストロゲンの多い女は、気まぐれ行動をすぐ起こす

「あのとき、ああ言ったじゃないの！」「この前のあれはウソだったの？」そんな言葉で女性に不満をぶつけられた男性も多いのではないだろうか。

何よりも「そんなことまで細かく覚えていたのか！」というくらい、女性の記憶力には驚かされるときがある。女性に抜群の記憶力をもたらす理由には、脳内物質である「エストロゲン」という女性ホルモンが関係していることは3項でも述べた。

もともとこのホルモンは女性の〝女らしさ〟を生み出す物質として知られている。女性の体が丸みを帯びていたり、くびれがあったり、肌がきめ細かくなめらかなのもエストロゲンが作用しているせいである。

排卵前の女性にエストロゲンの分泌量が通常よりも増えるのは、いつもより女性らしさを強調することによって男性を惹きつけるためだ。そして、それによって男性を迎え

入れる準備をしているためだといわれている。

また、女性の一生を通じてエストロゲンの分泌量がピークを迎えるのは20～30代と、やはり妊娠と出産のピークと重なっている。

つまり、**エストロゲンの分泌量の多い時期の女性は魅力的**であり、女性の性欲も高まっている状態である、ということがいえるだろう。

そして前述のとおり、エストロゲンの分泌量が多くなると記憶力をアップさせるという働きもあることがわかっている。エストロゲンは記憶をつかさどる「海馬」に働きかけて、記憶力を増やす作用をもたらすのだ。

恋愛をしているときの女性は、通常の状態よりもエストロゲンが多く分泌されていることも証明されている。したがって、恋愛中の女性は記憶力がいい、ということもいえそうだ。たとえば、「二人が初めて会った日」「二人で初めてデートをしたお店」「初めてのデートにしてきた彼のネクタイ」など、男性が忘れてしまっていることでも、女性がしっかり覚えているのはそのためだろう。

もちろん、冒頭のいさかいもそのために起こるのである。

エストロゲンの分泌量は人によって個人差があるが、**大量に分泌されるタイプの女性はその分、通常の状態より感情の起伏の〝振り幅〟が大きくなる**といえる。

大量に分泌されているときは機嫌がよく、魅力的で性的なアピールも盛んなのに対して、分泌量が少なくなると消極的になる、という具合だ。

よく「なぜこうも女性は気まぐれなのだろう」と男性を悩ませるのも、このホルモンのせいなのかもしれない。エストロゲンの分泌量が多い女性は、気まぐれな行動を起こすものなのだ。こうしたときは、男性は聞き役に回るしかないのだ。

女性らしさを支えるためになくてはならない物質だが、多すぎるのもまた問題といったところなのである。ホルモンはときに相反するような作用をすることも多い。そこを理解していくのが難しいのだ。

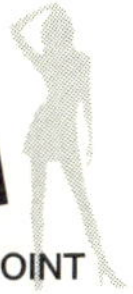

Dr.ノウの ONE POINT カルテ

感情の起伏が激しく、気まぐれ行動が見えたときはホルモンの変動と受け止めて、ひたすら聞き役に徹しよう。そして変動が落ち着くときを待とう。

KARTE
09
脳内麻薬物質エンドルフィンの少なさが敵対心を抱かせる

普段から、カリカリしていて怒りっぽい女性がいる。

セクシャルハラスメントと騒がれるので男性は決して口にすることはないが、不機嫌な女性を見ると（生理中なのか？）とか（彼氏とうまくいってないのか？）と想像をふくらませる男性も少なくないと思う。また、少し年齢の高めな女性が怒りがちなのを見ると（更年期が始まったのか？）と、これまた言葉にはすべきではないことを思ったりもするだろう。

こうした我々男性陣の下世話な想像以外にも、女性の脳で起きている現象がある。

それが、エンドルフィンによるものなのである。

エンドルフィンは脳内で分泌される神経伝達物質の一種。モルヒネに似た効果を得ることができるため、〝脳内麻薬物質〟と呼ばれることもある。

よく、長距離走者が走っている間に気分が高揚してくる、いわゆる「ランナーズハイ」という状態になるときにもエンドルフィンが分泌されているといわれている。**エンドルフィンは痛みや不快感を緩和させる天然のモルヒネ**なのである。

また、何かに満たされたとき、何かにウットリと陶酔してしまうときなどにもエンドルフィンが分泌される。したがって、セックスをした後、満足感に浸っているときの女性の脳内にもこの麻薬物質は分泌されていることになる。

逆説的にいえば、「エンドルフィンの分泌が少ないと体も心も満たされない状態」ということになる。いつもカリカリして怒りっぽい女性はエンドルフィンの分泌が少ないといえるのである。

エンドルフィンの分泌が増えれば、むやみにカリカリしないし、敵愾《てきがい》心も抱かなくなるだろうと思うのが男性心理だ。エンドルフィンを分泌させるためにはさまざまな工夫が必要になるのだが、男にできることは限られている。

それは、**最大のほめ言葉をかけ、女性の気持ちをウキウキと高揚させてあげる場面を作ることだ。共感を前面に受け止める言葉もいい**が、それくらいだろう。

麻薬物質を分泌させるのは女性自身である。そこで、楽しいことを夢想し、実際に気分も高揚してエンドルフィンが分泌される、という方法がある。いわゆる**「イメージトレーニング」だが、これは女性が自分で励むしか道はない**。

また、エンドルフィンの分泌を増やす食べ物もあるといわれているが、これだって女性に無理やり食べさせるわけにはいかないだろう。つまり、他人の我々が女性のエンドルフィン分泌を増やそうとしても、思い通りにはいかないのである。

エンドルフィンの分泌がもともと少ないという女性は、イメージトレーニングに自ら励んでもらって、男性は、ほめ言葉と好意を示すことで後押ししてあげよう。

Drノウの ONE POINT カルテ

おいしい食事、いい音楽など、満足感を別の形で与えられれば、脳にエンドルフィンが分泌される。しかし女性の脳が満足感を覚えるのは、何といっても言葉でほめることに尽きる。

KARTE
10

強い劣等感を隠し持っている女は、常に男を見下す

もともと女性は、男性に比べて体の調子や気分に変化が生じやすいのは事実。1カ月を一つのバロメーターとして考えてみても、男性が安定しているのに対して、**女性は月経期、卵胞期、排卵期、黄体期といったパートに分かれて体調や気分が変化するもの**である。これは〝性格〟とは別物で、あらゆる女性に起こる変化だと知っておきたい。

また、最近、認知度が高まってきた女性特有の体の特徴としてPMSと呼ばれるものがある。PMSは月経前症候群といって、生理前にホルモンのバランスが崩れて自律神経系に不具合が生じる病気のことを指す。

PMSを患った女性の症状はさまざま。頭痛が激しくて目まいを起こすケースもあれば、顔や体がむくんで肌荒れがひどくなるといった身体的な症状はもちろん、涙もろくなったりイライラが募って周りに当たり散らしたり、無気力になったりするなど精神的

に不安定な症状も表れる。

症状が激しい場合、情緒不安定になり外へ出るのも億劫《おっくう》になることがあるという。

同じ女性でも、生理前には外へ出たくなくなるほど不安定になり、生理が終わって排卵期になれば生き生きと魅力的になってセックスアピールも露骨に表れるということが、男性にとってみれば実に不思議なことであり、理解の範疇《はんちゅう》を超えているといっていいだろう。


情緒不安定な時期の女性は、どうなるか。ほとんどの場合、男性を寄せつけなくなるということが多いのである。

「寄せつけなくなった」女性は、男性にどんな態度を取るのだろうか。表れ方はさまざまだが、「男性を見下す」というのもその一つ。心が不安定になると、自信をなくし、劣等感が芽生える。そうした女性は、男性を見下す態度を取って、女性が自ら男性に対してバリアを張るようになるのだ。

こうして、自分の自信のなさや劣等感を悟られるのが怖いあまり、男性を寄せつけなくなるのだ。つまり、男性を見下す女性の本音は決して高飛車なのではなく、劣等感を隠すための虚勢なのである。

女性の全員がＰＭＳを患うというわけではないし、また症状の表れ方も人によってかなり個人差がある。当然のことながら、男性を見下す態度を取る女性のすべてがＰＭＳということでもない。

男性を見下すという、その虚勢の張り方が体のバイオリズムによる時期的なものであれば、黙ってやり過ごせばいいし、慢性的なものなら劣等感に触れることなく、当たり障りのない応対を心がけるようにすればいい、ということになるだろう。

DrノウのONE POINTカルテ

体のバイオリズムによる劣等感だと女性の言動から感じられたら、見下された態度を取られても、一時的なことだと受け止めよう。

KARTE 11

ある日ある時、女が突然豹変するメカニズム

会社にクレームの電話がかかってきたシーンを想像してほしい。あなたが思い浮かべた電話口にいるクレームの主は、女性のイメージではないだろうか。

これは、何も女性差別をあおりたくて言っているのではない。ただ、多くの場合、突然、感情的になってまくしたてるようにキレるのは男性よりも女性である、と我々男性が心の内で思っていることを伝えたかったのである。

女性はすぐ感情的になる——これは多くの男性が胸に秘めていることだろう。この定番のセオリーは、実は脳科学からも証明できる。キーポイントになるのは、冒頭の1項でも述べたが、お馴染みの「前交連」だ。前交連が男性よりも太い女性は、喜怒哀楽を中心とした感情にまつわるいろいろな情報を大量に行き来させることを可能にさせる。

問題は、その感情の情報量が脳の処理能力を超えてしまったときに起こる。

男性の場合、前交連が細くできているので情報が飽和したところでその量はたかが知れているが、女性の場合は通過させようとしている情報量が多い。

つまり、小さな池があふれてしまう分には周囲への影響は大きくないものの、大きな川の堤防が決壊して氾濫すれば村一つくらいなくなるほど被害は大きいものになるという理屈だ。**普段はきめ細やかな応対や気遣いができる分、パニックになるとダメージも大きいのは女性の脳の特徴**なのである。

溜まりに溜まった感情が爆発すると、キレたり泣いたり大きな声を出したりするのは、女性の脳内の前交連の堤防が決壊した証拠。情報処理能力を超えてしまったのである。こうなると、しばらくは手がつけられないし、また下手に口を挟まないほうがいい。混乱している脳に、新たな刺激や情報を与えるようなマネをしても火に油を注ぐ行為をしているだけである。

もう一つは冒頭でも述べているが、扁桃体の影響だ。感情をチェックする場所である扁桃体が過敏に反応するので、あるいは過敏になりやすいほど多くの神経がつながっているので、女性の場合は、扁桃体の活動がさらに活発になるために、それをコントロールできる大脳皮質の神経細胞の働き、つまり理性の抑制を振り払い、一気に豹変《ひょうへん》し、過激な行動に及んでしまうというわけだ。

通常なら怒りや悲しみを、理性の働きでコントロールできるが、扁桃体が過剰に働くことで、それを保てず、キレる状態になるのだ。そうなったら、男性がいくら理性的、論理的に話をしても無理だ。

突然、女性が豹変したときは、嵐に見舞われたときと同じと思って正解。頭の上の嵐が去るまで、じっと身をひそめて待つのみだ。

黙っていればいつか嵐は去る。やまない雨はない。

クレームの電話の話に戻るが、これも同様だ。どのマニュアルにも「まずは、お客様の言い分を聞くこと」と書いてあるはずである。

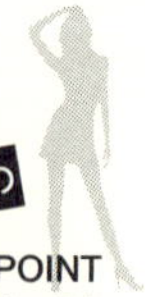

Dr ノウの ONE POINT カルテ

豹変したときは、ただ時間がたつのを待つしか方策はない。下手に口は挟まず、嵐が過ぎ去るのを待とう。

KARTE 12

扁桃体の反応の早い女は攻撃的になる

本人の生まれ持った性格や性分を抜きにして考えてみると、「攻撃的な女性」と「穏やかな女性」の脳内はどこが違うのだろうか。

攻撃的な脳と考えられる理由として、前項にも出てきた扁桃体の反応が関わっているということが挙げられるだろう。

扁桃体は左右の耳の付近に存在する脳の一部分。海馬と密接な関わりを持つこともあり、記憶をつかさどる働きに影響を及ぼすといわれている。

記憶に関わる扁桃体がなぜ「攻撃的な女性」に関係があるのか。それは、扁桃体の実験が証明している。

扁桃体が傷ついて、その活動機能が低下することによって、傷つけられた人は物事に対する「好き嫌い」がなくなってしまうなどの情緒的判断ができなくなってしまうという。たとえば、通常、我々は道を歩いていて向こうからスピードを上げた車が見えると「危ない！」と感じて、道の端に寄ろうとする。ところが、扁桃体がダメージを受けていると「怖い」とか「危険だ」という感情そのものがないため、道の真ん中を悠々と歩き続けてしまうのである。

加えて、視覚的な判断にも障害が表れる。恋人、家族、他人などの区別がつかなくなってしまうこともある。

このような扁桃体の特性を考えると、記憶に関することだけではなく、感情を判断するのに重要な役割を担っていることがわかる。自分にとってふさわしいことなのか、損なことなのか、楽しいことなのか、困るのか、おかしいのか……あらゆる感情をジャッジする司令塔にもなっている部位なのである。

扁桃体の働きが鈍いということはすなわち感情も穏やかで安定しているということになり、働きが激しいということは喜怒哀楽の感情の起伏の切り替えも速い。そして怒りの感情に支配された女性は、攻撃的になってしまう。

では、攻撃的になった女性を前にして、どう対応すればいいのだろうか。話に矛盾があっても、そこを論理思考で攻めても無駄である。それは通じないのだ。このときには、打たれ続ける我慢が必要になる。

一般的に直情径行型（瞬間湯沸かし器）といわれるタイプも、もしかしたら扁桃体の反応が鋭すぎるせいで起こる影響なのかもしれない。そう考えると、攻撃的な女性のほうが扁桃体は器官としては優秀な働きをしているとアイロニカルにいえるだろう。

Drノウの ONE POINT カルテ

攻撃的になった女性を前に、話に矛盾があっても論理思考で攻めても無駄。それは通じない。時には打たれ続ける我慢も必要なのだ。

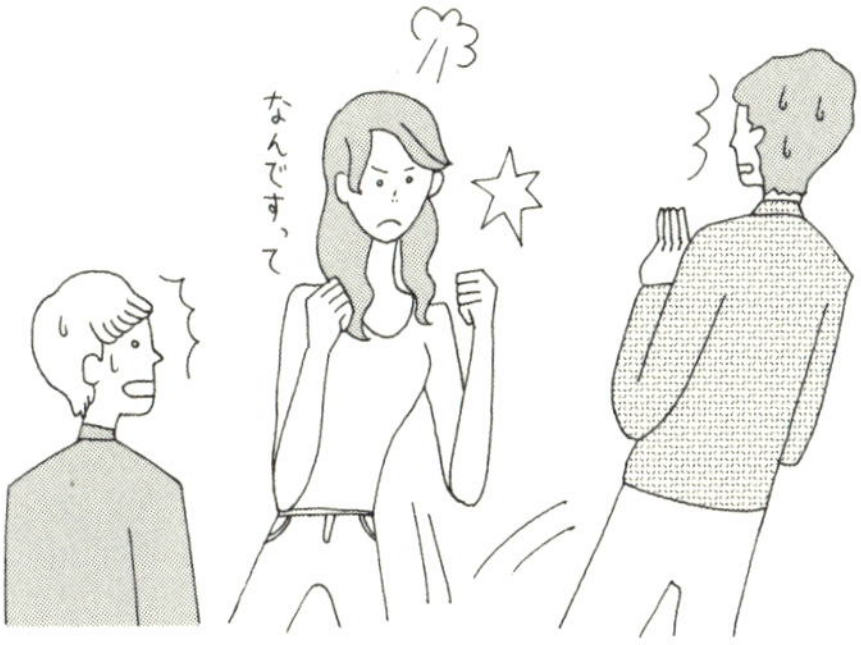

第2章

知らないと損する“女脳”の特徴・読み方！

KARTE

13

もともと女は五感が優れているというわけ

すべての感覚で女性が上である。味覚においても女性は男性より優れている。甘い、酸っぱい、塩辛い、苦いの4つの味覚で、女は男より感覚が優れているのだ。さらに味の識別、同じものかどうかも、女のほうが優れている。もちろん嗅覚も女が優れている。

聴覚では、人間の聞き取れる範囲の音では、女性のほうがその範囲が広く、特に4000ヘルツ以上の高音では、女の聴覚が優れているのがわかっている。

女性は雑音に対して敏感で、小さな音でもうるさいと感じる。**近所付き合いで、隣の音に敏感になってトラブルを起こすのも、これが原因**かもしれない。

女性が持つ識別能力や感覚は、いわゆる五感だけでなく、もっと総合的に判断している可能性が高い。家族の異常をすぐに察知できるのも、こうした能力があるからだろう。

結論からいえば、脳のセンサーが違うというわけだ。その差はどこから来るのだろうか。これは狩猟をしていた頃の祖先の遺伝子の中の記憶からだということになる。

女性はわが子や狩りに出かけた夫の異常をいち早く察知することで、家庭を守ることができる。そのために、さまざまな感覚が鋭くなったのだと考えられている。

もちろんその差はそれほど大きな差ではない。しかし、女性の五感が優れているからこそ、男性は異常を発見してもらって助かることも多いのだ。

しかし、男性の感覚では女性の変化に気がつかないことが多いのだ。髪形が変わっても、「今日はいいね」と言うことは少ないだろう。

男性は自分に興味のあることしか、自分の感性を生かせないからだろう。

女性は脳を広く使い、優れた五感からの情報処理ができるので、**情報を総合的に識別・判断し、相手の変化を察知してしまう**のだ。

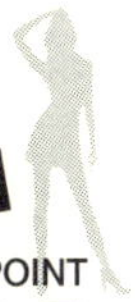

Dr ノウの ONE POINT カルテ

感性の上では男性に勝ち目はない。常に観察され、見られている、そんな意識を持って接しなければならない。女性のその時々の変化に気づき、声をかけられる男になろう。

KARTE
14
鋭い第六感を持つ女

第六感とは科学の世界とは違う感覚であろう。脳の機能で考察するなら、右脳的な直感的な部分が優れている人がその感覚が鋭いということになる。カン（勘）がいいということにもつながるだろう。

さらに女性の場合は前述したように五感が男性より優れているから、それをすべて合わせた結果として第六感が存在するのではないだろうか。

中でも嗅覚の中に第六感が存在するという意見もある。

たとえば、どうしても気になる男性や女性がいる反面、どうしても好きになれない人がいるものだ。

そんな感情は何が影響しているのだろうか。アメリカの生物学者でノーベル生理学・医学賞を受賞したバーバラ・マクリントックが、同じ大学の寮に住む女学生を調査したところ、同じ部屋に住んで親しい友人であればあるほど、月経周期が一致することを見いだし、発表した。

その理由だが、**女性はフェロモン物質で、コミュニケーションを取っている**のではないかという見解である。

動物は、草原やジャングルなど大自然の広い空間を動き回り、生存のために仲間と敵を識別する。鳴き声、匂いなどお互いにさまざまな信号を出して、コミュニケーションを取っているのだ。

多くの脊椎《せきつい》動物がフェロモン物質を持っているのだが、汗や尿に分泌され、それを仲間同士が、遠くからでも感知することができるようになっている。この機能は、通常の匂いを感知する鼻の機能とは別のところで行なわれていることをご存知だろうか。

いわゆる香水や花の香りなどの匂いは鼻の奥の上にある、嗅球《きゅうきゅう》と呼ばれるところで感知され、さらに脳で分析を受ける。こういったものは通常の、意識する匂いである。

しかしフェロモン物質は匂いがなく、なぜその匂いを感知できるのかというと、動物は助鼻《じょび》器官（ヤコブソン器官）を備えていて、この器官がフェロモンを感知しているのではないかといわれている。

これは匂っているという意識のない感覚であり、それが第六感として働いている可能性があるのだ。つまり第六感は、意識しない感覚であり、それがこういう意識しない匂いであっていいわけだ。

人間にも、鼻の中を左右に分ける鼻中隔の下側にヤコブソン器官があって、無意識の匂いを感知し、使用しているという研究結果がある。

女性の第六感は、優れた五感がこのヤコブソン器官を働かせた結果かもしれないのだ。

男性が発する何かを、相手の女性は感知して、一目惚れのときもあれば、理由がなく嫌ってしまうということにもなる。

Dr ノウの ONE POINT カルテ

女性の嗅覚をばかにしてはいけない。男性が隠そうとしても何かを感じ取ることができるのだから、わからないだろうと思うのは危険だということだ。

KARTE 15

カンのいい女、にぶい女

カン（勘）と第六感は同じように思えるが、もちろん明確な定義はない。

しかし、カンとは、先読みする能力と断片的な情報から新しい情報を作り出す能力の二つが合わさったものと考えるべきであろう。

女性が男のウソや浮気を見抜いてしまうのは、断片的な視覚的情報が中心とはいえ、ほかの感覚である嗅覚などを生かして、新しい情報を作り出した結果なのだ。

人はモノを見るときに使う脳の領域と、それを想像するときに使う領域が同じように反応する。イメージを思い浮かべて、などというが、そのイメージを思い浮かべているときと実際のモノを見たときに、いずれも同じ脳の場所を使っているのだ。

夫が遅く家に帰ってきたという状況を、単に仕事で遅くなったのか、浮気のためなのかを女性はどうやって見抜くのであろうか。

もちろん**五感を使い、第六感が加わって「おかしい」と疑いを持つ**のかもしれない。そこには説明できない何かが働くとしかいえない。

一方、カンを働かせるときは、イメージを広げて先を読もうとするのだ。そーっとドアを開けたとか、すぐに自分の部屋に入った、風呂に先に入った、言葉が少ない、あるいは妙に明るい、など**いつもとの違いを行動のすべてから分析する。**

それもよく考えてというのではなく、直感的に即座に判断できるのだ。

それがまさにカンのいい女性ということになる。

不十分な視覚情報を補うために、過去の記憶や経験から、見えない部分を補足して、判断を下すのだ。つまり見えない部分を、作り出す能力といえるだろう。

カンは普段の生活の中で使われるものだ。会話をしていて、相手の声がよく聞こえなくとも内容を理解できるのは、相手の表情や口の動き、おぼろげな会話の内容からカンを働かしているからである。

カンの悪い女性は、情報の断片があってもそれを拾い集め、自分の記憶と組み合わせてまとめられず、完全な情報にできない。女性に多いといわれる、方向感覚が弱く、地図が読めないということも、このカンの悪さにつながっているのだろう。

これは困ったことに、自分ではカンが悪いとは思っておらず、自分は十分に説明しているのに、相手のほうが理解しようとしない、誠意がないというように思い込んでしまうのだ。

だからカンの悪い女と付き合うには、よほど注意しないと、こちらが思っている以上にわかっていないこともあるので、誤解が生じやすい。

カンのいい女のほうが、話も楽だし、断片的な会話でもこちらの意図をすぐにくみ取る力があるから、仕事を一緒にしていくときなどはやりやすい。

Drノウの ONE POINT カルテ

カンがいい女性か悪い女性かを判断するには、地図描きゲームをしようと誘って、言葉だけで道筋を説明して、地図を描かせてみるといい。上手に地図が描けるなら「カンがいい女」だと判断しよう。

KARTE 16

浮気を簡単に見破ってしまう女の鋭いカンとは

「女の嗅覚」という言い方をするが、まさに女性と男性は嗅覚が違うのだ。

嗅覚というのはほかの脳の神経と違って、直接前頭葉につながっている。だから刺激が即座に入っていきやすいという特徴がある。

さらに重要なことは、嗅覚に関わっている大脳辺縁系《へんえんけい》と総称されるところだ。そこには扁桃体や海馬、帯状回といった部分が集中している。ここは動物的な感覚を発揮する部位といえるところである。

女性は大脳辺縁系がよく発達しているので、匂いに特に敏感である。

この嗅《か》ぎ分ける力は、家族の異常をすぐに察知するメリットがある反面、浮気をすぐに見破ってしまう能力にもなる。どんなに匂いを消したつもりでも、女性はしっかり嗅ぎ分けているのだ。

家に戻った瞬間、女性の嗅覚は交感神経が作用して、いつもよりさらに機能アップしてほんの少しの匂いの変化から、誰か女性に会ってきている、と判断できるのである。浮気を見抜かれるその鋭いカンは、嗅覚そのものといってもいいだろう。だから、男性は浮気を隠すことは不可能だと考えるべきだ。

もう一つ、女性のカンに関係する脳の機能がある。「女の直感力」である。

男性は右脳の機能がいいので、直感力では女性に勝っているはずである。ところが、「女の直感力」は、情緒的な部分になってくると俄然機能がよくなってしまうのだ。

扁桃体の機能が優れている女性は、そこが刺激されると、大脳全体に情報が発信される。そうなると、過去の記憶、経験が一気に前頭葉のワーキングメモリーに呼び出され、今までの行動パターンももちろん情報として上がってくる。つまり履歴を探し出すことによって、今日の行動のパターンが違うと判断できれば、扁桃体は緊急状態と判断し、さらに解析の能力をアップさせてしまうのだ。

男性はそんな女性の緊急事態に気がついていないので、いつもより優しさを示せば、許してくれるだろうと思い、ついついいつもやらないような行動を取ってしまう。

それがさらに、大きな手がかりになって、浮気はばれてしまうのだ。
つまり、同じ条件下であっても、女のほうが相手を見抜く力が強いといえるだろう。

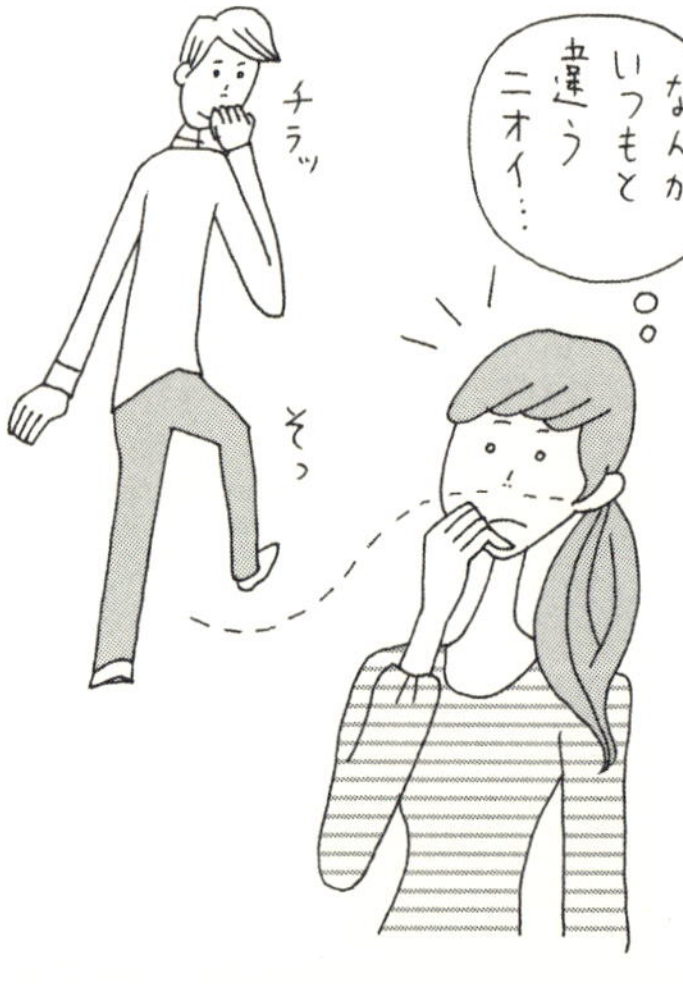

Drノウの
ONE POINT
カルテ

女性が、いつもと違う匂いを嗅ぎ分けられるとすれば、家に帰れない正当な理由を作るしか、その能力から逃れる方法はない。

KARTE 17

モノを見る、想像する、そして察知する女の推理脳

人類が進化する段階で、男は獲物を捕るために、広い空間での認識能力を高めさせてきた。どこに獲物がいるか空間的な記憶がしっかりしているほうが、獲物が捕れる確率が上がるので、それが男性の空間認識能力をアップさせたのだろう。

だから、右脳が発達したのだと考えられる。

一方、女性は家の周囲という小さい空間で生きる方法を探った。食べられる植物を見つけ出したり、さらに畑での作業をしたりするようになった。そのために、分析的で論理的な脳になったのだ。

さらに**女性は男より視野が広く、視覚的な識別能力が優れているという特性がある。**

友人から写真を見せられれば、女性は思いがけないところを指摘したりする。男性は友人が見せる子どもの写真に興味を抱くことは少ないだろう。しかし女性はその写真が

どこで撮られたものか、背景や場所を見極める能力が優れているので、ますます興味を持ってしゃべることになる。

左脳の機能は論理的で言語能力が得意なことはすでに述べた。目に見えるものを言葉でしっかり解説できるのだ。女性は言葉にして見ているともいえる。だから、ざっと見てしまう男性の見方より、圧倒的に情報量が多くなる。

たとえばコンビニに出かけて、「弁当を買ってきた」ということで男は終わるが、女たちが語り始めれば、コンビニに入るまでにどんな人に会って、どんな天気でどんな車が止まっていたかまで女性はしゃべり出すのだ。それは結局、観察力が優れているということにほかならない。

イメージする能力は男性には劣ってしまうが、イメージと過去の記憶を結びつけることは上手なので、怒ったときの記憶などは、すぐに思い出してしまう。

男の態度を見て、多くの断片的な記憶や情報を左脳で即座に結びつけ論理展開していくと、その結果、相手のごまかしやウソを察知・推測できるようになるのだ。

男性のように、手がかりを必要としないで直感で判断するというわけではない。十分な情報を揃えた段階で、推理をするので、精度はかなり高くなってくる。

男性の直感は当たることもあるが、外れる危険性のほうが大きいのである。

しかし、女性の優れた観察力に裏づけされた推測は、大きく外れることはないのだ。だからその推測力に男性は負けてしまう。**はからずも不利な情報を男性は提供するだけ**、ということになりかねないだろう。

女性にあまり時間を与えないほうがいいともいえる。女脳の特性をフルに発揮して、十分に論理展開して推測されると、多くの場面で男性が不利になってしまうからだ。

Drノウの ONE POINT カルテ

女性はしっかり見て、即座に察知する。男性は直感的でファジーな判断である。女性が無口になって考えているようであれば、そこから出てくる答えは正しいことが多いと思っていたほうがいい。

KARTE
18
断片的な情報でも穴を埋め、組み立ててしまう女の怖さ

「今日は○○だから傘を持っていこう」というような穴埋め問題がある。

条件を絞っていくと、正解は一つになるが、この文章のままでは正解はいくらでもある。まさに**女性の脳はこの穴埋め問題を常に解いているように、いくつもの可能性を探しているる**と考えるべきだろう。

男性は断定的に最初にひらめいた言葉を入れて、「雨」を正解としてしまう。

そこに男女の脳の違いがあるのだ。

だから女性は男性の行動を観察し、常にいろいろと分析していることになる。

「今日早く帰ってきたのはどうしてなのか……」

会社が早く終わったからとは思えない。何か後ろめたいことがあって、その穴埋めをしようとしているのか、デート相手の彼女の都合が悪くなったので帰ってきてしまった

のか、体調が悪いからかなど、**ありとあらゆる可能性を探っている**わけだ。

女性が「お帰りなさい」と、いつものように言ったとしても、男性が思っている以上に、ちょっとした男の態度に思いを巡らせていて、その先にあるたくさんの疑惑の思いが、次第に積もっていき不満となっていくのだ。

当然、**女性はそこではっきり態度には出さない。出さないがしっかり記憶している**のだ。４日前に急に早く帰ってきたという日時の記憶と、そのときの男性の様子は、しっかり女性の脳にしまい込まれている。だから怖いのだ。

で、次に同じようなことがあれば、やはり浮気だったのだと、一瞬にして記憶を取り出し、男性は集中砲火を浴びてしまうだろう。論理思考をもとに情報収集をされれば、男性のウソはすぐにばれてしまうことになる。

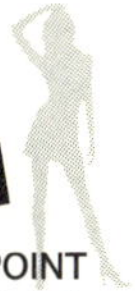

Drノウの ONE POINT カルテ

いつもとちょっと違うことをすれば、すぐに女性は何かに気がつくのだ。しかし、そのとき、気がついたとは決して言わない。さらに情報収集が続くのだ。

KARTE
19
女はなぜ、ウソを見破るのが得意なのか？

女性は五感が優れていると述べてきたが、ウソやごまかしを見破るのは、それだけが理由ではない。

観察するのが好きでなければ、相手の変化に気がつくことはできないが、まさに女性は男性をじっと見て観察する能力が優れているのだ。

それは、**社会的知覚という女性特有の能力である。**相手の行動から情報を取り入れて分析する能力であり、言葉のコミュニケーションを行なっていても、相手の言葉以外の情報を分析しているのだ。

つまり、話しぶり、身振り手振り、姿勢、どんな目の動きをするのか、声の調子はどうかなどであり、**女性は顔の表情や、声の感じなどに非常に敏感である**ことがわかっている。

身振りや顔の表情といったボディーランゲージを観察する力を女性は進化の過程で、男性よりしっかり身につけてきたのだ。

これはまさにコミュニケーション能力であり、この力が仲間を守ったり、子どもを育てるときに役立ってきたはずだ。まだ言葉のしゃべれない小さな子どもの異常を察知するには、こういった能力に優れている必要があったわけだ。

視覚以外の外からの脳への刺激に、女性は敏感であり、相手を比較観察する能力も男性より優れている。

つまり、言葉以外の情報収集も得意で、分析も速いとなれば、男性のウソは何かを言う前にすでにわかってしまっている可能性があるのだ。

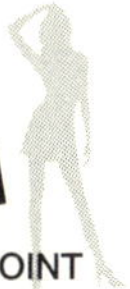

Drノウの ONE POINT カルテ

女性は相手の言葉とボディーランゲージを的確に分析する能力が優れている。話しぶりや身振り手振りのちょっとした変化で、男性のウソはばれてしまうのだ。

KARTE

20

女はなぜ、誕生日や記念日を間違えないのか？

結婚記念日を覚えているだろうか。最近の男性は妻が怖いので、手帳に書き込んでいるかもしれない。

では結婚式で2番目に祝辞を述べた人を覚えているだろうか。たぶん女性は記憶しているはずだ。男性はしゃべった人を記憶していてもその順番は曖昧《あいまい》だろう。

女性は記念日に恐ろしいほどの女脳の記憶力を発揮する。誕生日、結婚記念日、入籍した日、バレンタインデー、初めてデートした日など、数え上げたら一年中記念日になってしまいそうである。

女性のそういった**記念日に対する記憶力のよさは、左脳的に数字に強いというだけではなく、そのときの感情がいかに動いているか**ではないだろうか。

男性は彼女の何かの記念日に、なかなか予約の取れない高級レストランを予約し、贅《ぜい》沢《たく》な食事をしたとしても、その記念日はあまり意味がなく、予約が取れたことに意味があると思うのだ。

女性は記念日に食事をしたこと自体が嬉しいのであって、高級レストランでなくてもよかったのだ。ちょっと小奇麗なお店で二人だけで楽しくおしゃべりし、食事を楽しむ、そんなひとときに、幸せを感じ、その日のことをいつまでも忘れないのだ。

ところが男性のほうは、日時がたってしまえば、いつ、そのレストランで食事したかすらも忘れてしまっているのだ。

しかし、**女性はしっかりと、「いつ、そこへ行った」のかを記憶し、その記念日に新しい思い出が刻み込まれる**のだ。

Drノウの ONE POINT カルテ

記念日は男性が思っている以上に、女性には重要な意味を持っている。手帳を新しくしたら、とにかく、すべての記念日を書き込んでおこう。

KARTE 21

男はこんな場合に、ウソをついてしまう

女脳の特徴と読み方をテーマに書き進めてきたが、では男の行動はどうなのか、よくあるパターンを紹介しておこう。大多数の男性諸兄に心当たりがあるはずだ。

ウソを例題に取ると、「男のウソ」は単純なものが多い。浮気で遅くなっても会社で仕事をしていたというようなレベルだ。すぐに裏を取られてウソがばれてしまい、実に自己防御ができていない。

しかも女性の鋭い観察力自体に関心がないので、自分が分析されているという自覚はもちろんない。言葉でウソをついても、それ自体がうまいウソであっても、男性の行動と様子の違いですぐに見破られてしまうわけだ。

また女性から問いつめられてしまうと、その場をごまかすための簡単なウソで逃げ切ろうとするのも男の特徴である。

論理的ではない思いつくままのウソなので、女性にはすぐにばれてしまうのだ。慎重な構えがなく、口先だけのことが多いので、それがまた矛盾を生み出すということに気づいていない。

残業で遅くなったといっても、数日前には、最近不況で残業が認められなくなったと話していたことは、すっかり忘れているという具合である。

「今日はスポーツジムに寄って、汗をかいたから先にシャワーを浴びるね」

と言えば、**いつもと違う行動**とすぐにばれているのだが、男は早く浮気相手の匂いを消さねばという思いが先にあるから、**その行動が女性に違和感を与えている**とは考えてもいないのだ。

刹那《せつな》的なウソで固めようとするので、常に女性はお見通しということになる。

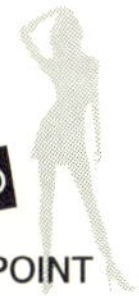

Drノウの ONE POINT カルテ

いつもと違う行動を取るだけで、ウソはばれている。何があってもいつもと同じように行動できるかどうかが、ウソがばれない方法である。

KARTE

22

男はこうして自ら墓穴を掘ってしまう

男の行動パターンをさらに見てみよう。

「今日は遅くなるよ」と妻にメールすれば、それだけで、今日は何かが違うと妻に思われてしまう。仕事で遅くなるときにも、決してメールしない夫が、なぜかメールを妻に送ってしまう。まさに墓穴を掘ってしまっているのだ。

どこかで言い訳をしておかないとまずいと思うのは、自分の行動に後ろめたさがあり、平常心に欠けるからだろう。**平然といつもと同じに振る舞えれば、ウソもばれないが、どうしてもそれができないのが、男でもあるのだ。**珍しく花でも買って帰れば、（どこかにやましいところがあるんじゃないか……）と女性は思うはずだ。

家に帰って妙に機嫌がよく、「今度あそこの温泉旅館へ行こうよ」と誘ったりすれば、温泉はそんなに好きじゃないと言っていたのに、おかしい？　ということになる。

自分の行動の後ろめたさを、何かの行動で償おうという意識があるからこそなのだ。

いつものように口数が少なければ、疑われることもないが、妙に会社の様子などを詳しくしゃべり始めれば、それも行動の変化としてとらえられてしまう。

無言でいるのは賢い方法であるが、それは男性にとっては重荷に感じるので、どうしてもいつもより少し口数が多くなる。ウソをつくことで生じるストレスを発散し、緊張をほぐすために、脳が命令を出し、身体的な変化が出てしまうのだ。

汗をかき、脈が速くなり、のどが渇く、その変化は外からはわかりにくいが、交感神経が緊張状態となり体が熱くなっている状態なので、水を普段より多く飲むとか、すぐに薄着になるなど、行動に変化が出る。男は内なる変化を、何とかごまかそうとするのだが、女は決してそれを見逃さない。

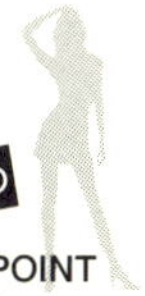

Dr ノウの ONE POINT カルテ

墓穴を掘るのは自業自得。内なる変化を、女は見逃してくれないと知ろう。

第3章

賢い男はとっさのひと言、会話力で女を味方にする！

KARTE
23
話し上手な男が女性にモテるわけ

「一を聞いて十を知る」という言葉は、機転が利く賢い人物を評して言うときの言葉だが、女性の中にはときどき、その傾向が強すぎるタイプがいる。

一般的に「聞き上手」なタイプの女性に多く、秘書の仕事やサービス業など、機転が利くことでビジネス上ではプラスになるかもしれないが、度が過ぎると敬遠されることもしばしば、ということになる。

たとえば、俗にいう「おせっかいな人」や「妄想が激しい人」がそれに当たるだろう。

一つのことを聞いただけで「ああでもない」「こうでもない」と頭の中で、ありもしないことを膨らませ、相手の状況を勝手に判断してしまう。揚げ句には「こうしたほうがいいに違いない」と行動に出てしまうため、煙たがられる結果となる。本人はよかれと思ってやっているのに、だ。

こうした言動が男性に比べて女性に多く見られる理由は、脳の中の言語中枢に起因している。

言語中枢には2種類あって、一つは**「運動性言語中枢（ブローカ野《の》）」と、もう一つは「感覚性言語中枢（ウェルニッケ野）」**である。

音声として言葉を話したり、意味のないことでも発声したりするのが運動性言語中枢の役割なのに対し、音声を聞き取ったり、聞こえた言葉の意味を理解するのが感覚性言語中枢の役割である。

女性の脳は男性の脳に比べて、この感覚性言語中枢の細胞が厚いといわれている。つまり、一つのことを聞いただけでもパパッと理解する力が女性には備わっているということになるだろう。

「ああでもない」「こうでもない」とあれこれ詮索するのが得意な女性の特徴と見事に合致している。

ちなみに、感覚性言語中枢が損傷するとどうなるか。

これは、失語症の中でも「感覚性失語症」といって、単語を発語したり文字を書いたりはできるものの、発語したり書いている言葉の意味はまったく理解できていないという状態になる。

脳梗塞などで、側頭葉にある感覚性言語中枢が障害されると、前述のような症状が出てきてしまう。

とにかく、**男性よりも女性のほうが感覚性言語中枢が優れているという脳の構造からして〝女は詮索好き〟にできている**ことを理解しておきたい。

噂話や井戸端会議の文化も女性が継承してきた世界であり、遺伝子に組み込まれた〝性〟だったのであると思えば納得できるだろう。さらにその聞くことができる能力が高いということは、話を聞ける女ということでもある。相手の言葉をしっかり受け止めて、意味を理解して話をする。

相談相手になってくれる女性の多くが、そういった力を備えているのだ。

男性としては、そういった女性にはとにかくしっかり説明し、話を続けることが重要になってくる。

男性は沈黙することが多いが、沈黙せずに、とにかく女性が共感を覚える話を続ける

脳の2つの言語中枢の機能

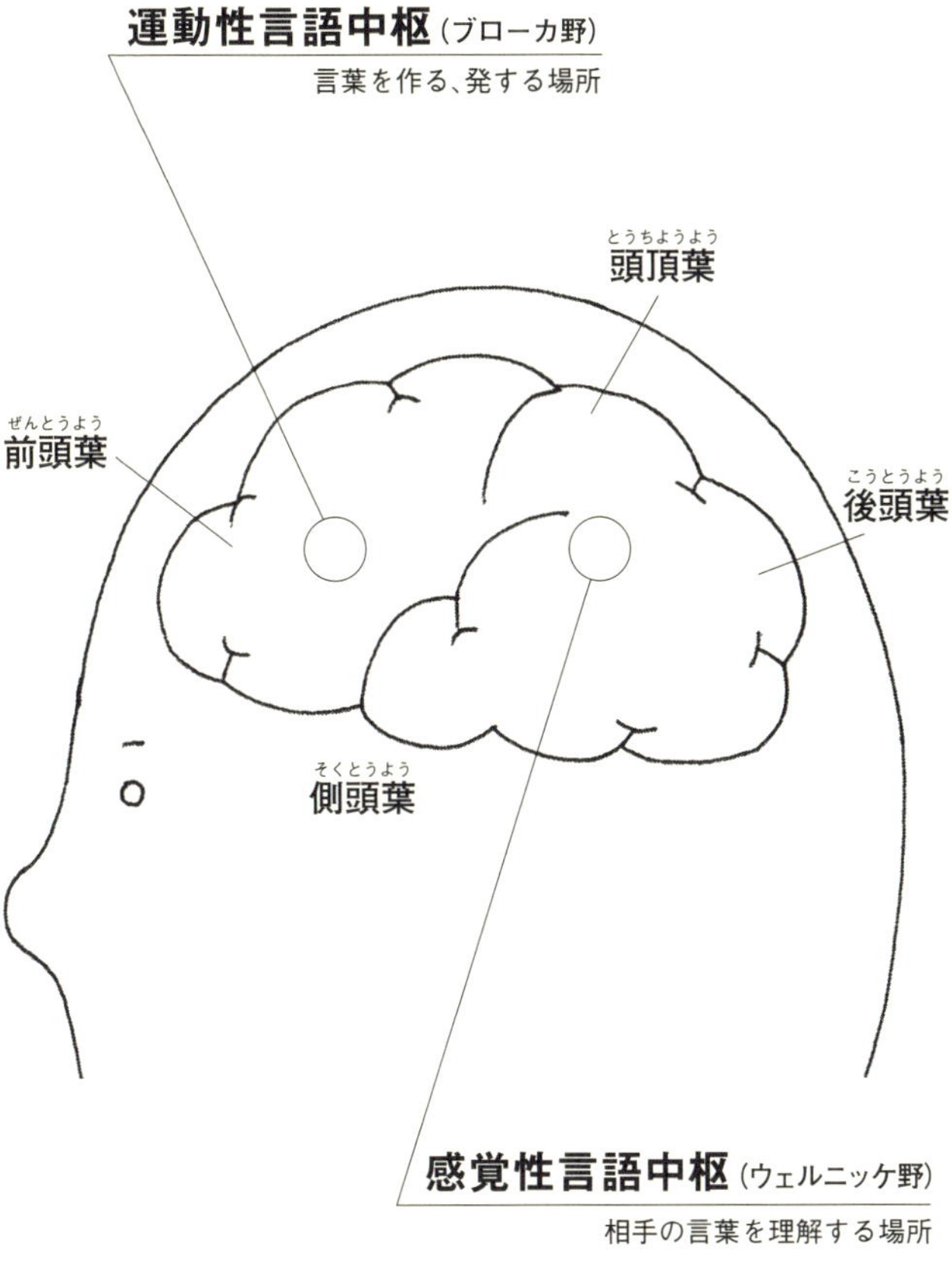

ことで、相手の女性も安心して応じてくれるのだ。また、女性からの話にも反論を交えない会話を心がけたい。

話し上手な男性のほうが、女脳には気持ちがいいというわけがわかっただろうか。

Drノウの ONE POINT カルテ

女性には沈黙は金ではなく、とにかく言葉を発して、その場をつないでいくこと。その会話で女性に共感を覚えてもらえれば、モテる男になれるかもしれない。

KARTE
24
女の沈黙は、非常事態のサイン

いつでも突然キレるのが女性の特徴である、と前にも述べたが、まれにキレる前の予兆が表れることもある。ここを見逃さないかどうかが男性にとって、運命の別れ道であることはいうまでもない。

女性のキレる前ぶれのサイン——それは、「沈黙」である。

突然キレる激情型に対して、日頃からのイライラが膨張してプチッと切れてしまう**蓄積型の特徴は、キレる前に沈黙期がある**ことだろう。

たとえば、よくある例が**「仕事と私、どっちが大事なの？」**というセリフ。陳腐すぎるセリフに鼻白んではいけない。女性は本気なのだ。

この男性にとって返事できそうもない究極の質問は、まさに女性的な視点から成り立っているのだ。

もともと女性は仕事と恋愛を両立することが可能なように脳ができている。重要な会議に参加していても、「今日のデート、どこのお店に行こうかな」と並行して考えることなど楽勝なのだ。

一つのことにしか集中できない男性にしてみれば、驚きの事実だろう。

男性は仕事と恋愛を同時に両立させることは不可能に近い。もしも、仕事のアブラが乗りに乗っている時期であれば、恋愛のことなど日中は1分も考えていないといっていいだろう。

だからこそ**仕事を一生懸命にやっている男は、次第に彼女へのケアを忘れてしまう**のだ。困ったことに彼女へのケアを忘れていることに、仕事に集中していると気がつかないのだ。だから自分がこんなに一生懸命にやっているのに、なぜ彼女は不満なのだろうと思ってしまうわけだ。

そんな男だとわかっていても、女性のイライラは募る。「仕事も恋愛も大事だって言うなら、私のように両方がんばってみなさいよ」ということになるのだ。

そして、往々にしてこのような蓄積型の女性の場合、キレる前まで何度か男性を試す行為を繰り返しているはずだ。それは非常事態のサインといえる。

たとえば、何を聞いても「別に……」「何でもいいわ……」などと会話のリアクションが急に悪くなるのもその一つ。脳には不満物質が溜まりに溜まっているのだ。テンションの低さを男性に気づいてもらって、「どうしたの？」「何かあった？」と聞いてもらいたいのが本音だし、欲をいえば「最近、忙しくて寂しい思いばかりさせてるよね。ごめんね」とフォローしてほしいのである。

実際にはこんな会話ができないくらい、仕事に生きる男性は余裕をなくしてしまっている。

さらに、**「沈黙」はキレる寸前のギリギリで相手を〝試す行為〟である。**ここで女性の沈黙の意味に男性が気づかないようであれば、間違いなく早々と女性はキレてしまうのである。

したがって、女性が黙って自分の話を聞いているからといって、男性は油断してはいけない。決して、あなたの話を楽しく聞いているわけではなく、「いったい、いつになったら私の不機嫌な気持ちに気づくわけ？」と試されているところなのだから。

そんな沈黙に気づいたら、ただちにフォローに回ること。「ごめんね」から始まって、「キミの気持ちはわかっているよ」という意味の言葉で女性の話を引き出し、**溜まった不平不満を小出しに解消させてあげるのが賢い方法**である。

キレる前の沈黙に気づいたら、早めのガス抜きを。これが鉄則なのだ。話を引き出せれば、解決の糸口は見つかるのだから。

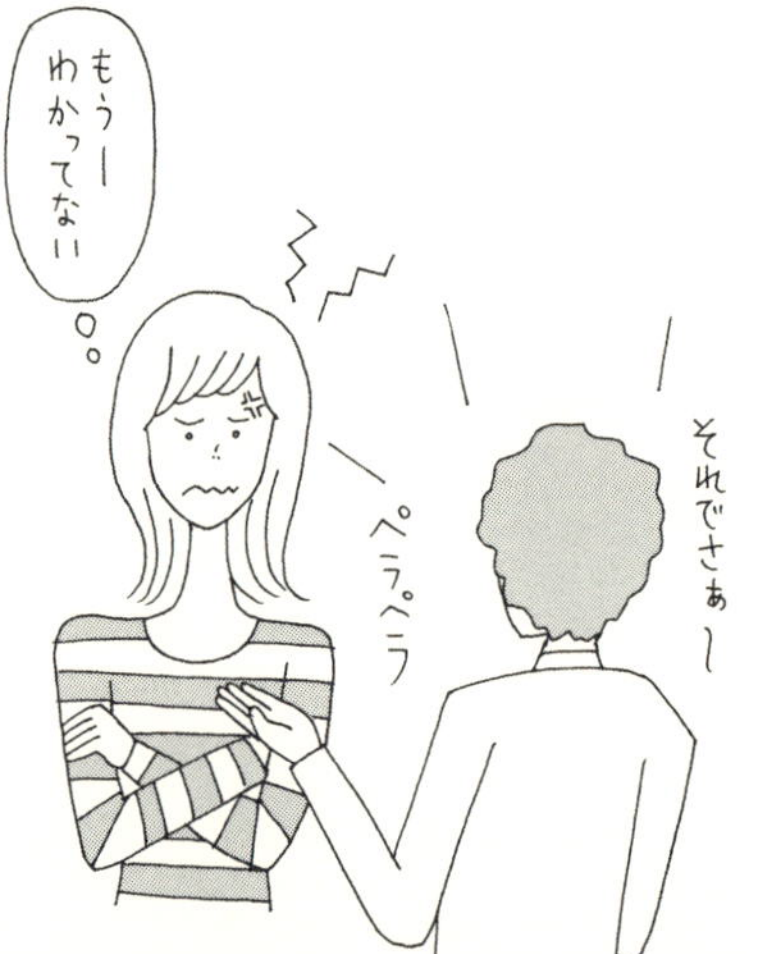

Drノウの ONE POINT

カルテ

蓄積型の女性の沈黙は非常事態のサインで、すでにかなり危ない。自分の仕事が忙しくても、彼女に気配りをし、溜まった不満を解消してあげよう。

KARTE 25

これを言えば女は喜ぶ、と思ったら大間違い

男性がよくやってしまいがちな失敗の一つに「喜ばせようと思って言ったら、なぜか怒られた」というものがある。つまり、「こう言えば喜ぶだろう」と思って言った男性のひと言が逆に女性を怒らせる結果になってしまった、という失敗だ。

それが**女性同士のトラブルに関わって不用意な言葉をかけた場合、男性は100パーセント被害者になる**といっていいだろう。

その手のトラブルに巻き込まれたら最後、無傷で生還はできないと思っていい。こうしたときは「いかに小さな傷を負うだけで済むか」という覚悟が必要になる。

具体的には、こういう場合だ。

女性同士というものは、普段は群れで行動をするのを好むのかと思っていたら、決してそうとは限らず、群れの内部で足の引っ張り合いが起こるときがある。

仲良しグループで行動していたところ、その中の一人に恋人ができてしまったために、なぜかグループが解散してしまって今では口も利かない、というのもよくある話。

女性間での友情が時として生まれにくいのもこういったことがあるからだ。ここには「嫉妬」が介在する。女性の場合の嫉妬の形は男性とは少し違う。

「どうして彼女だけが幸せになれるわけ？　私のほうがカワイイのに！」と足を引っ張る形の嫉妬の仕方になることが多いのだ。

古代から群れや集団で生活する女性の文化では、誰か一人が集団から出て恩恵を受けることをよしとしていない。抜け駆けをせずに、全員ヨコ一線に並ぶことで安心しながら暮らしているべきと刷り込まれている。

このような**女性同士のトラブルに巻き込まれるパターンは決まっている。**「ちょっと、聞いてよ」と群れの中の一人から相談を持ちかけられ、抜け駆けをしようとした女性の悪口をさんざん聞かされるのだ。

このとき、男性は注意しなければならない。**よかれと思って、安易に相槌《あいづち》を打たないことだ。不用意な相槌一つで、自分の立場まで悪くなってしまう**ことがあるからだ。

たとえば、「そんなに言わなくてもいいんじゃない？」は論外のNGの相槌だが、「ボクもそう思うよ」と賛同の相槌を打つのもNG。

翌日からは、あなたの意見を楯にした攻防戦が繰り広げられ、知らない間にどちらかの側の代表者になっているという可能性だってある。

女性同士のトラブルに巻き込まれたときは、「この相槌を打てば、喜ぶんだろうな」「正論はこうだろうな」という思いは捨てて、**「そうなんだ。大変だね」と無難に聞き流すのが一番の解決策**であり、自分を守る唯一の方法なのである。

女性に対して決定的な意見を言わないこと、あるいはそういうように思われる態度を取らないこと、これが処世術である。

Dr ノウの ONE POINT カルテ

トラブルを抱えた女性の前では、基本は聞き役。意見を求められても、「大変だね」とどっちつかずに返すのがベストアンサーなのだ。

KARTE

26

つい余計なひと言を言ってしまう男

根本的に、多くの男性が勘違いしていることがある。それは女性から持ちかけられた相談事に関する対応の仕方についてだ。

結論から先に述べると、女性から相談を持ちかけられた場合、内容がどんなことであっても、**ベストな対応策は一つしかない。「アドバイスを送らないこと」**である。

半信半疑な男性が多いようだが、女性からの悩みにアドバイスを送ってはいけない、これは黄金のルールである。

たとえば、仕事の悩みを打ち明けられたとしよう。

「理解のない上司が私のことを評価してくれないの。会社を辞めようか迷っている……」

という場合、普通の男性なら「一度、上司とちゃんと話し合ってみてはどう？」とか

「努力してもダメなら転職を考えてはどう？」などと、至極まっとうなリアクションを取るのではないだろうか。

もちろん、これらの返答は間違ったことを言っているわけではないし、彼女のためを思えばこそ、の意見だろう。ところがこれらは、女性にはまったく嬉しくないことなのである。なぜなら、それがすべて〝アドバイス〟だからである。

女性たちにアドバイスは不要であり、心を込めたつもりの返答は女性たちからみれば「余計なひと言」なのである。

では、**女性は相談相手である男性に何を求めているのか。それは「話を聞いてもらうこと」であるが、男性にしてみれば「そんなくだらないこと？」**なのである。

実際、この手の話の場合、この女性は本当に会社を辞めるつもりはないし、上司にかけ合う気もない。

ただ、理解されない不遇な境遇を一緒に嘆いてくれる人を欲しているだけであり、「そうなんだ。大変だね、気持ちわかるよ」と心をいたわってくれて話を聞いてもらえれば、それでスッキリ。翌朝はまた元気に同じ職場に顔を出しているのである。

それを、「辞めろ」だの「上司と戦え」だの見当違いなアドバイスを送られては、話がややこしくなるだけだし、（このヒト、私のこと何にもわかってない……）と失望されるだけなのである。

男性ならテストステロンという男性ホルモンの作用によって、白黒をつけること、論破すること、それが快感であるから、とにかく決着をつけたい。しかし、女性は話をすること自体が脳に快感を得られるのであり、決して結論を出したいわけではない。

だからこそ、女性へのアドバイスは「余計なひと言」と思うこと。これが女性に対する不変のルールなのである。

Drノウの ONE POINT カルテ

女性から不遇な境遇、不平、不満ごとの相談を受けても、黙って話を聞き、「気持ちわかるよ」と同意して共感を示すこと、これこそ女性との会話の極意である。

KARTE 27

マニアックな話は、女にとって大迷惑

「男のロマン」や「男の世界」などというと、一見、「女には理解できないカッコいい男性ワールド」が広がっているように聞こえるが、女性には単なる「オタク」な話で迷惑しているらしい。

かくいう私も大型家電店を訪ね歩くのが好きで、情報収集の場としても多いに役立っている。そこで同じようにウロウロしている人を注意してみると、圧倒的に男性が多いことに気がついた。男性同士が平日の昼間から、嬉々として商品に対するあらゆる知識を口にして盛り上がっているのだ。

しかし、パソコンといい、家電といい、アニメやフィギュアの類《たぐい》といい、ハマッたりコレクターになったりするのは、ほとんどが男性だ。

女性はパソコンショップよりも、カラフルな商品が並ぶデパートのほうを好む。そして、ひとたび男性がマニアックな話をし始めようものなら「また始まった……」と迷惑そうな顔を向けるのである。

ところで、なぜ男性がいわゆる「オタク」化しやすいのか。

それは、やはり脳の特性によるものである。**男性の脳は専門性が高いようにできている。〝専門性が高い脳〟とは、右脳と左脳の機能がハッキリと区別されている**ということになる。右脳と左脳の機能がハッキリと分類されていて、さらに右脳の機能が優れていると、どういうことが起こるか。

それは、医者の世界でたとえれば、自分の得意な専門領域の病気であれば知識や経験も豊富で自信を持って語ることができるということだ。

男性は右脳機能がよく、情報処理の速い追求型の脳といえる。徹底的に一つの事柄を追求していくことに向いているのだ。

ところが、専門外のことになるとサッパリわからず、しどろもどろになってしまうのも男脳である。

右脳と左脳がハッキリと分類されている脳は、こういったケースがよく見られる。

アメリカの法学者、キングズレー・ブラウンが著した『女より男の給料が高いわけ』（新潮社刊）によると、男性は女性より難しい仕事を好む傾向があると記述している。そして、たとえ失敗しても何らかの改良をしようと努力をするというのである。

一方、女性は男性よりも簡単な仕事を選び、また失敗すると簡単にあきらめるという特性があるとも書いている。もしこれが事実だとするならば、今日の日本を築いてきたのは男性のオタク性によるものといっていいのではないだろうか。

事実、ノーベル賞受賞者はほとんどが男性であるし、新しい発明も男性が行なっていることが多い。一つのことしか集中できず、好きなことについての話をすれば女性からイヤな顔をされる男性の脳だが、日本の企業がここまで世界的な規模に成長したのは、右脳的な男性脳のおかげなのかもしれない。

Drノウの ONE POINT カルテ

追求型の脳が役立つのはあくまでも仕事の上だけ。女性の前では自分のマニアックな趣味の話を得意がって持ち出さないほうがいい。

KARTE

28

相手によって、かける言葉を使い分けるダメな男

相手によって言葉遣いをコロコロと変える男性は、たとえ相手が同性だったとしても「信用できない人物」ということになる。それが女性や年下の人ならなおさらだ。

いつもは普通なのに、お客の立場になった途端、店員に対して横柄な口の利き方をする人がいる。あれも一緒にいる人はいたたまれない思いをするので、やめたほうがいい行為の一つだろう。**優越性を示すことは、男脳にとっての快感である。しかし、それは他人にとっては不愉快に思わせてしまうこと**なのだ。

言葉一つとっても、敏感に反応するのが女性の脳である。感覚性言語中枢が発達しているおかげで「聞き上手」である一方、言葉に含まれる微妙なニュアンスの違いもキャッチするのが得意なのである。

たとえば、「おはよう」と「おはようございます」という朝の挨拶にしても、前者と

後者ではずいぶん親しさの度合いが違う。

問題は、親しさの違いではなく、「無意識に言葉を使い分けている男性」にあるのだ。

相手によって言葉遣いを変える男性は、女性からばかにされるといっていいだろう。

「相手によって、お世辞を言ったり見下したりするなんて、みっともない」

と思われているわけだ。もともと女性から尊敬される男性というのは少ない。どんな能力があってもすべてにおいて尊敬される人は少ないものだ。だから女性に尊敬されるのは、かなり難しいことでもある。かの理論物理学者のアインシュタインでさえ、妻からは尊敬されず、ノーベル物理学賞の賞金を慰謝料に充《あ》てているくらいだ。彼ですら、一番身近にいる妻から尊敬されるのは難しいことだったのだ。

つまり**妻は、夫の社会的成功や業績には興味がなく、あくまで自分にとってどれだけ意味のある男なのか、それを求めるの**だ。ところが、男はこれだけ外で評価されているから、妻が尊敬するのは当然じゃないかと勘違いをしてしまう。

女性が尊敬できる男性には、そこに一貫性のあるストーリーがあるといっていいだろう。裸一貫でコツコツと苦労をしてきたエピソードがあっても自慢せず、誰からも愛されるような大らかな性格は実は努力のたまものだったなど、聞かれればその人の内面をさりげなく語れる何かがあると、女性の心を打ちやすい。

であればなおさら、相手によってコロコロと態度や言葉遣いを変える男性は、「尊敬」とは対極にある人物になってしまうのも当然のこと。まずは、**言葉遣いよりもその態度を改めなくてはならない**だろう。

人は本来、何かを達成すれば快感中枢にドーパミンが分泌され、「気持ちいい」と感じるメカニズムになっている。

男性は仕事の成功そのもので快感を覚えるより、女性から尊敬されることで「気持ちいい」と思えるように努力をすべきだ。一度、そんな快感を男脳が覚えれば「もっと尊敬されたい」といい方向へ転がっていくものなのである。

Drノウの ONE POINT カルテ

相手によって態度を変える男は、女性を不快にさせ嫌われる、ということを知ろう。

KARTE
29
不用意に言った「おい！」のひと言が決定的な亀裂を生む

あなたは女性を呼び止めるとき、どんなふうに声をかけるだろうか。「すみません」は下手《したて》に出すぎの感じがするし、「あのー」では他人行儀……などと考えているうちはまだいいが、余裕がないときなど、職場で部下の女性社員についうっかり「おい！」なんて言ってはいないだろうか。

女性に対して「おい！」は、言ってはいけないフレーズのトップにランクインする言葉なのである。

そもそも「おい！」と呼びかける姿勢自体に、すでにパワーハラスメントが感じられる。ピンとこないようであれば、「おい！」と呼ぶシチュエーションを想像してみるといいだろう。……どうだろう、日常生活において「おい！」と呼ぶシチュエーションが、家庭以外にあっただろうか。同級生のクラス会などがギリギリの場で、そこでは

「おい、俺、お前」という会話が飛び出しているが、後はほとんどない、というのが現実だと思う。

たとえばレストランで店のスタッフを呼ぶときに「おい！」なんてやっているようでは、同席している女性からも不快に思われて当然だろう。

「お金を払っているのはこちらなのだ」という態度が透けて見えてしまうからだ。レストランでは「お願いします」や「すみません」が正解。

たとえ、店のウエーターが自分より明らかに年下であったとしても、「すみません」と声をかけてオーダーすれば、同席している女性も好みのメニューを選ぶはずだ。

家庭でもパートナーを「おい！」と呼んでいる人は多数派ではないと思うが、もし心当たりがあるなら今日から改めてはいかがだろう。

従属性の感じられる「おい！」という言葉で呼ばれて、嬉しい人はいない。これが家族でない場合ならなおさら、呼ばれた女性は理屈ぬきにカチンとくると思って間違いない。心の中では（あなたに『おい』呼ばわりされる覚えはないわ！）と怒りの炎がメラメラと燃えているのである。

「おい！」と呼ぶなら呼び止めないほうがマシ、呼び止めたいなら「○○さん」のように名前を呼ぶのが摩擦を生まないスマートな方法だろう。

ある会社の社長さんは、家族と食事をした後、レジで料金を支払うときに係りの人に「おいしかったよ。ありがとう」と必ずひと言添えるのだそうだ。そして家族にも「今日は一緒に食事ができて楽しかったよ。ありがとう」と言っていたという。

そこまであなたはできるだろうか。言葉は男の武器にもなり、凶器にもなるのだ。

「おい」という言葉がいかに破壊的かわかるであろう。

Dr ノウの ONE POINT カルテ

相手の名前を「さん付け」で呼ぶことは、摩擦を生まないコミュニケーションの基本である。その努力だけで周囲からの評価は変わるのだ。

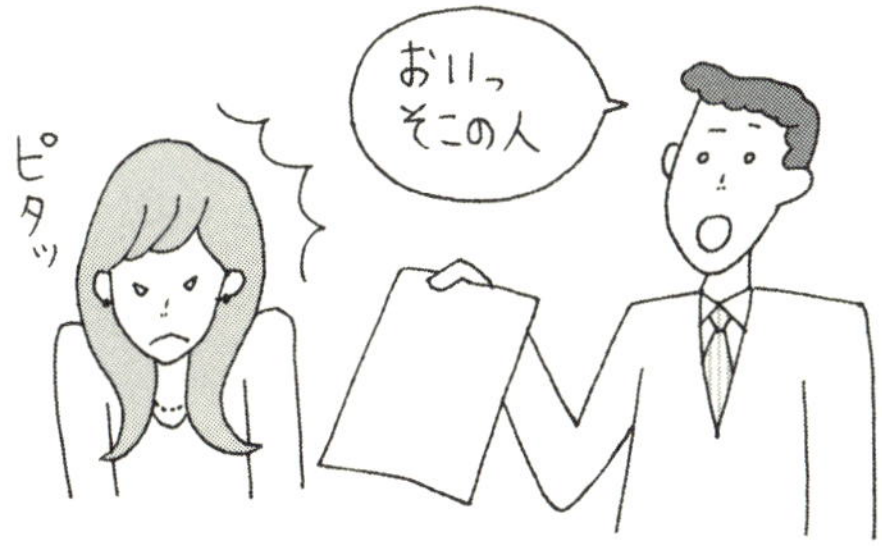

KARTE 30

女性社員を「うちの子」と言う男性上司は嫌われる

あなたは自分の会社の女性社員のことを、どんなふうに言っているだろうか。

「○○さん」と名前で呼んでいるなら問題ないが、「うちの子」や「この子」「うちの女の子」という言い方をしているなら要注意だ。

あなたは、その女性から嫌われている可能性がきわめて高い。

今はだいぶ少数派になってきたようだが、たとえば、男性の中には取引先の相手の前で、女性社員を「この子はだいぶ仕事に慣れましたよ」と言ってはばからない人もいる。

これは**言葉遣いの問題というよりは、意識の問題になる**だろう。

女性社員は男性の補助の役割に過ぎない、と心のどこかで上司が思っている場合、「うちの子」という言葉になって口から出てしまうのだ。

もっと露骨に差別の意味を持つ言葉には「女のクセに」や「所詮、女だから」というものがある。

男性と同じように仕事ができる能力の高い女性がいても、男性を優先して評価をするタイプの上司に多い。

男性の中には、肉体的にも能力的にも男性は女性よりも上の存在であると信じている人がいる。彼らの間では、今までの教育や社会機構が、男性上位の位置関係を築き上げてきたという理屈も成り立っていた。

ところが前述の『女より男の給料が高いわけ』の著者、キングズレー・ブラウンによれば、男性上位というこれまでの現実は教育や社会機構などが理由なのではなく、生存に有利な条件からそうなったのだと報告している。

古代、男性は狩猟と採集に明け暮れ、より大きな獲物の捕獲を目指して野を駆け回った。一方で、女性は家を守り家事と子育てに従事しながら夫の帰りを待つのが仕事だったことは前にも述べた。この生活が長い間続いたことで、人間の遺伝子にはこのライフスタイルが深く刻まれることとなったのである。

ところが現代では、女性は男性と同じように外へ働きに出るのが当たり前になった。

そのことに、男性の脳はまだ追いついていない、というのがブラウン氏の意見だ。

男性の脳は、古代のライフスタイルが刷り込まれているせいで、なかなか女性の社会進出を受け入れることができないということだ。

たとえば共稼ぎの夫婦の場合、対等に働いているにも関わらず、妻のほうが夫より会社から帰ってくる時間が遅いと不機嫌になる、というのも好例だろう。

もちろん、「うちの子」「うちの女の子」と言うのもその一端。**古い遺伝子のせいで、脳が女性のことを同じ働き手とは認めていない**からこそ、そう呼んでしまうのである。

こうしたタイプの男性は、「脳が古い」と蔑《さげす》まれても仕方のないことなのである。

Drノウの ONE POINT カルテ

女性が対等に働く時代になった今、「うちの子」と紹介するのは、タブー。この言葉を連発するタイプは確実に嫌われている。当たり前のことが言える男こそ、賢い男。

KARTE 31

セクハラにならないための正しい会話術

何げなく放ったひと言が、「セクハラ」という物騒な事態を引き起こしてしまうこともある。いくら男性が「そんなつもりではなかった」と弁明してみたところで、受け手側にセクハラととらえられれば一巻の終わり。気をつけたいものである。

「○○さんって、いつも自分に似合った口紅をつけているね」と、お化粧をほめただけでも相手次第ではセクハラと騒がれてしまう場合もある。

これは、「化粧が上手」→「化粧をしないときはブス」→「セクハラ！」という理論に基づいて発展してしまった例で、男性にとってみればお気の毒としか言いようがない。

ほんの軽いほめ言葉のつもりが、思わぬ展開になってしまったということだ。

たったひと言が災いして、セクハラ事件にまで発展してしまう理由は、男女の脳の違いにも原因があるといっていいだろう。

前交連が男性よりも太い女性の脳は、一つの情報からいくつもの感情を引き起こすことができるという特徴がある。

たとえば、「今日もキレイだね」と同僚のことをほめる同期の男性を目撃したとしよう。情報としては一つだが、そこに女性の場合、さまざまな感情が生まれる。「今日もってことは毎日あの子はほめられているのかしら」「会社でそんなことを言うなんて、あの二人、付き合っているのかしら」「私もあんなふうにほめられたいわ」「どうして、大して可愛くもないあの子がほめられるのかしら」という具合に、一瞬にしてパーッといくつもの感情がわき起こってくるのが女性の脳なのだ。

言葉を額面どおりにしか受け取らない男性の脳とは根本的に大きく異なっているとしかいいようがない。

だから、冒頭に出てきた「○○さんって、いつも自分に似合った口紅をつけているね」という、何げない言葉にも想像以上に過剰に反応する女性がいても不思議ではない。

というより、男性は常にセクハラの問題を心配しながら、自分の発言には十分に気をつけておくに越したことはないといえるだろう。過去に、不用意な発言がもとで失脚していった政治家たちの顔を思い浮かべるといいだろう。身が引き締まる思いを味わえるのではないだろうか。

セクハラ扱いされないために日頃から心がけたい会話術としては、普段から相手のキャラクターや許容量を見極める訓練をしておくことだろう。

（この人は、この程度まで踏み込んだ会話をしても大丈夫）（この人に、この話題はNG）というように、人ごとにきめ細やかな対応ができてこそ、女性が周りにいる空間でも快適な毎日を過ごすことができる。

つまらないセクハラ騒動に巻き込まれずに暮らしていくためにも、十分な配慮を心がけたい。

Drノウの ONE POINT カルテ

相手のキャラクターや許容量を見極めた言葉でなければ、何も言わないほうがまだいい。そんなつもりでなかったと弁明しても、後の祭りになる。

KARTE

32

女をほめるときには、こんな言葉が有効的

前項で、化粧の話でセクハラ騒ぎに発展した不幸な男性のエピソードを紹介したが、続けて化粧にまつわる話を披露したい。

といっても、これは化粧のことを話題にして、逆に女性とのコミュニケーションに成功した男性のエピソードである。

「いつもと何か雰囲気が違っているけど？」と、ハッキリと明言せずにニュアンスでぼやかす発言を女性にしたところ、「わかりますか？」と好意をにじませた喜びの反応が返ってきたというものだ。

前述の「お化粧、似合うね」とストレートにほめるのはＮＧで、この「いつもと雰囲気が違うね」というボンヤリしたほめ方がＯＫとは、ますます女性の本心がわからなくなってくるだろう。いったい、どこにボーダーラインがあるのだろうか。

答えは「さりげなさ」にある。女性は、さりげなくほめられることで自尊心をくすぐられるのだ。「お化粧、似合うね」というストレートなほめ言葉よりも、「いつもと雰囲気が違うね」のほうが、(何だかわからないけれど、いい感じでドキドキしているよ)という男性の本音の部分が隠されているようで女性は気持ちがいいものなのである。

そもそも男性は、女性のメイクの細かい違いなどまったくわかっていないといっていいだろう。目を隈取りにするとか、唇からはみ出すような口紅のひき方をしていれば別だが、アイシャドウがグリーンからブルーに変わったくらいでは何も気づかない、というのが実際のところなのだ。

であるならば、無理して知りもしない化粧法のことをほめるリスクを冒さなくても、正直に「よくわからないけど、いい感じがする」というように、フンワリとほめるほうがリアルだし、女性も「ああ、本当にこの人はそう思っているんだわ」と感じるのである。

結論を出したがらない女性は、今までいろいろな体験をしているので、ちょっとやそっとのお世辞では反応しないどころか、かえって「何よ。しらじらしい」と機嫌を損ねることにもなりかねない。

女性をほめたいときには、大げさにならないよう、さりげなく本音に近い言葉を選ぶこと。そして、お世辞と思われないように「さりげなさ」を装うこと。この2点をマスターすれば完璧だろう。

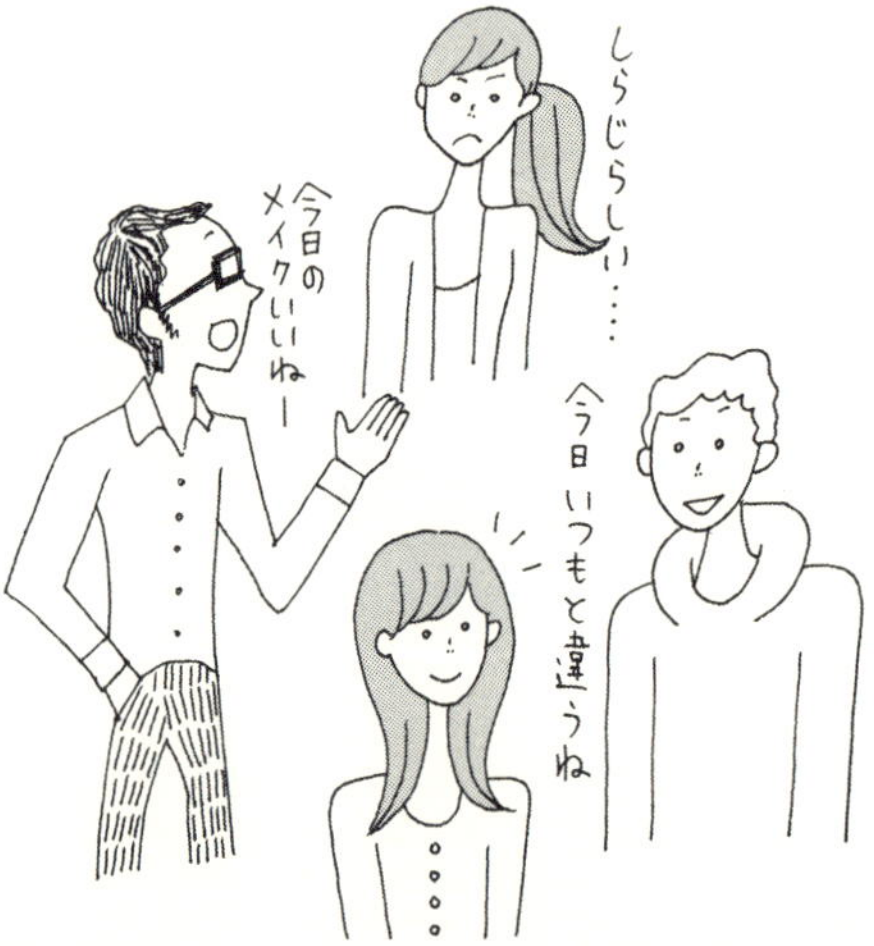
今日のメイクいいねー
しらじらしい……
今日いつもと違うね

Dr ノウの ONE POINT カルテ

お世辞が言えないなら、むしろ誠実さを示すほうが、まだ女性から受け入れられる。しらじらしいことを言っても受け入れられるのは、会話術の上級者である。

KARTE 33

女は男のこんなひと言を待っている

女性とトラブルを起こさないように生活していくのは最低限クリアしたいことだが、身近に一人でも味方になる女性がいたら、もっと快適な毎日を男性が送れることは間違いない。

女性からの信頼を得ることは、男性としての自信にもなるし、ビジネスでもチャンスを広げる確率が高いのだ。これまで述べてきた話から、

「女性は気難しいし、一歩間違えるとセクハラだ、何だと騒がれてロクなことはない。触らぬ神にたたりなし……」

と女性とのコミュニケーションに及び腰になってしまってはいないだろうか。

ところが、それは実にもったいないこと。「○○とハサミは使いよう」なんて言ったら怒られてしまいそうだが、女性はもともと感覚器官がすべて男性より上の存在。だか

ら下手なことを言えばすぐに、気づかれてしまう。

しかし、**女性を上手に味方につけられれば、あなたの仕事やプライベート生活を輝かせてくれる最高のパートナーになり得る**のである。

とはいえ、

「今、周りにいる女性でそんなふうに才能のある女性は見当たらない。かといって、今の彼女たちが劇的に変化するとも思えないし……」

とあきらめてしまっている男性もいるのではないだろうか。

実は、**あきらめてしまっているのはあなただけではない。女性たちのほうだって、あきらめているのだ**。あなたの情熱のなさに、

「この人のためにがんばっても、意味ないかもしれない……」

と、期待していないだけかもしれない。

そこで、これと思った女性とよりよい関係を築きたいと思うなら、男のほうからコミュニケーションを求めていくことが必要になる。

その女性とさりげない会話から始まるのだが、そのときの男性の言葉がキーになって

くる。男の発する会話から、女性の脳がどれだけの快感を覚えたかということである。脳が快感を覚えれば、男性への意識が変わり、好感が芽生えてくる。これが繰り返されると、確実に味方になってくれるのだ。

脳への快感とは何か。それは、脳の帯状回《たいじょうかい》という部分が刺激されることである。

脳の中心には弓状の形をした帯状回と呼ばれる部分がある。記憶、経験、感動などさまざまな情報は帯状回に集まってきて、それを適宜、判断しながら次の指令を大脳皮質に送る、という役割を果たしている。

たくさん入ってくる情報の中で「どれを優先させて、どれを後回しにするか」ということを決定する手がかりになるのは、過去のデータによるといってもいい。

かつて「やってよかった！」と記憶していることは優先的に先に回されるため、その人の〝やる気〟にもつながってくる。たとえば、過去にあなたに仕事を頼まれたAさんが、仕事を終えた後であなたから、

「Aさんの丁寧な仕事ぶりに、助けられたよ」

とほめられ、感謝の言葉をかけられていたとしよう。Aさんの脳にとって、それを快

感と記憶していれば、あなたからの仕事は気持ちのいいものとして脳のデータに残っているために、好感を持って、次も率先して引き受けたいと思う〝やる気〟にもつながっているというわけである。

女性は男性からのささいなひと言を待っている。仕事であっても快感を覚えるほめられ方であればなおさら、次への〝やる気〟につながるので効果は大きい。

Drノウの ONE POINT カルテ

快感を覚えるあなたの「ひと言」で女性は心強い味方になる。まずは女脳の快感を引き出す努力をしよう。それがあなた自身への評価にもつながる。

帯状回が刺激され、脳は快感を覚える

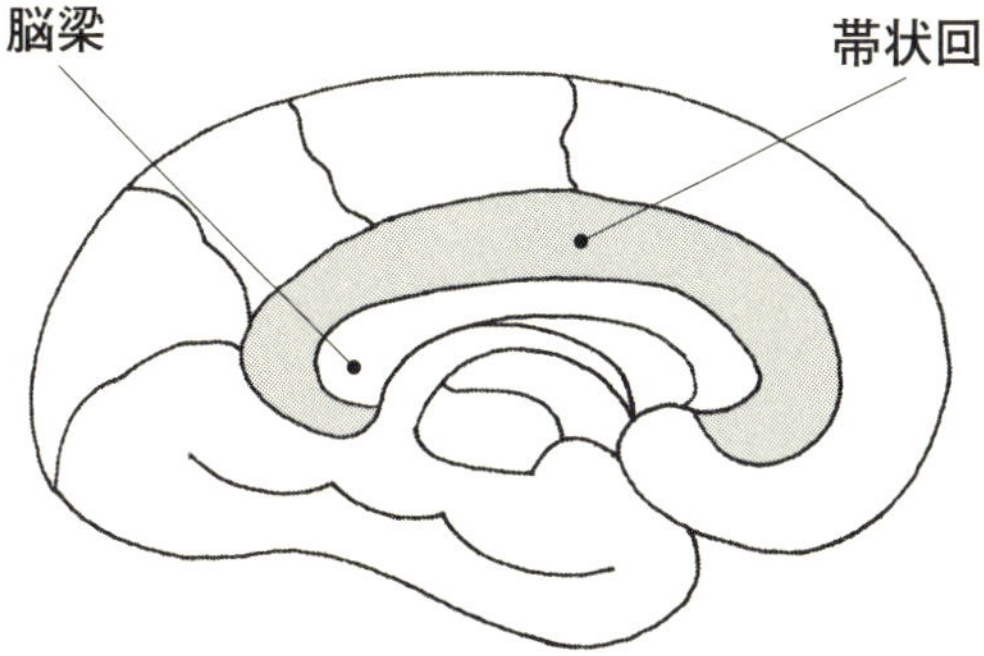

左大脳半球の内側面。アミで示す領域が帯状回。
脳梁の周囲を取り囲むように存在する。

情報
(経験・感動・記憶)

↓

帯状回

⋮

指令を出す
(優先するか、後回しにするか)

↓

大脳皮質

KARTE
34
「これは内緒話」「秘密」という会話は、翌日には知れ渡る

女性同士に〝内緒の話〟は存在しない。これは、内容が何であれ、ほぼすべての女性にいえることだと思って間違いない。

特に気をつけたいのが、社内恋愛やお相手が取引先の異性というような、割と狭い範囲内での恋愛に関することだろう。

「誰にも言わずに、二人だけの秘密にしていようね」などという約束は間違いなく翌日には知れ渡っていると思っていいだろう。

男性の場合、プライベートで起きた問題がそのままビジネスに反映するケースもあるので注意しておくべきだろう。

秘密は作らないようにするか、秘密を持たなくてもいいように遠い存在のお相手を選ぶか、というどちらかをお薦めする。

私の医師仲間にBという男性がいる。このBは、彼のクリニック内でも美人と評判のYさんという女性と付き合っていて、周りも公認の仲だった。

ある晩、Bたちカップルのほかにもう一人、新人のナースを誘って3人で飲みに行ったところ、Bはその新人ナースにすっかり興味を持ってしまったのだった。

偶然二人になった瞬間を利用してメールアドレスを交換、すばやく連絡を取り合って、Bは翌日のデートに誘い込むことに成功する。もちろんデートの後、「二人のことは内緒だよ」と釘をさしておくことも忘れない周到ぶりだった。

デートの翌日、Bが出勤してみると、彼女でもなく新人ナースでもない、ほかのナースから「先生、昨日、新人とデートしたんですって？」と冷やかされて驚いたという。

その数時間後に、付き合っているY嬢から電話がかかってきて「別れましょう。理由はわかるでしょう？」とBは一方的に別れを告げられたのだった。

新人のナースはBが付き合っていた彼女には話さなかったものの、デートをした興奮と背徳めいた秘密と困惑から、つい同僚のナースには昨晩のデートのことをしゃべってしまったのだ。

本人には罪の意識はないので始末が悪い。

さらに、ドキドキと胸がときめくデートをした後の女性は、〝女らしさ〟をみなぎらせるためのホルモンであるエストロゲンが体内に満ちあふれ、内面からキラキラと輝いているものだ。これでは「何か、いいことあった？」と周りから指摘されるのは時間の問題で、そう聞かれれば嬉しさのあまり話してしまうのが女心というものだろう。

エストロゲンは分泌量が増えると、ますます話す能力に拍車がかかるという特徴がある。

「内緒にしようね」ということまで、すっかり話してしまうのが女性なのである。

このように、女性の脳は新しい情報をためておくことができない。インプットされた情報は誰かに話すことで、自分にとっての新しい情報にもなり得るのである。

Dr ノウの ONE POINT カルテ

「内緒の話」は翌日には知れ渡っている。秘密を守れないのが女性。秘密にしたいのが男性。もちろんそれは両立しない。

第4章

知ると知らぬでは大違い。“女のシグサ”を読む！

KARTE 35

向こうから車が来ても譲れない女の行動

電車の自動改札口で、向こうから人が来た場合、先に相手がカードや切符を入れてしまうと、こちらからは進入禁止になってしまう。

だから妙な対立状態にならないように、微妙にすれ違う時間をずらしながら通過していくのが、普通である。

ところが、向こうから歩いて来るのが女性の場合は、気をつけないといけない。

むろん女性に譲るということで、こちらはスピードを緩めればいいのだろうが。女性のほうが改札口から遠くにいるので、こちらがちょっと足を速めれば、そのままぶつかることなく通過できると思っていると、女性のほうがスピードを速めて結局、改札口でぶつかってしまうということになる。

こんなとき、何と思いやりのないカンの悪い女なのかと感じることが多い。

ドア付近で、女性が決して譲ることなく直進して来ることや、さらに自動車を運転していても同じことが起こる。

狭い道で、2台の車のすれ違う幅がぎりぎりであって、位置的に女性の車が止まってそこで待っていたほうがスムーズに通過できるという状況でも、女性の運転する車は突っ込んで来てしまうことが多い。

男であれば、どうすれ違えば早くお互いにかわすことができるかを考えるので、譲ってしまうことも多い。こんなときは女の運転がへたくそだと思うかもしれない。

ところが理由はそうではないのだ。

女性は左脳の言語的な能力は優れているのだが、右脳を使う空間的な感覚に欠けるのである。

男女の脳の違いで最もはっきりしている点は、この空間認識能力と呼ばれるものだ。

自分がどこにいて、相手はどこにいるという感覚を脳の中にうまく作り出し、そこでの自分の動きを考えられれば、距離感やスピードのコントロールもうまくなるはずだ。

であるならば、自動改札口のお互いの通過時間の予測ができるだろうし、向こうから車が来ても、自分が譲ったほうが早く通過できると判断できるはずだ。

女性はその能力が劣っているから、なかなかスムーズな行動とならないのだ。

だからレディーズファーストという言葉ができたのかもしれない。

意地悪な女だと判断せずに、女性的な脳を持っているのだと、理解を示せる余裕がほしいものだ。

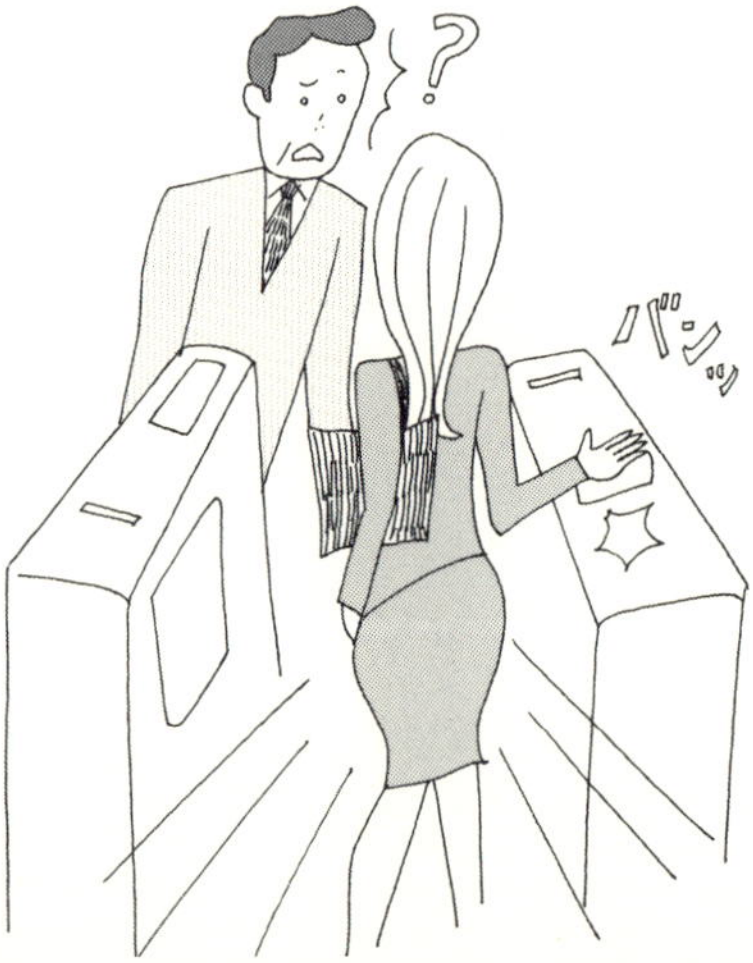

Drノウの
ONE POINT
カルテ

女性の行動には、右脳を使う瞬時の空間認識に弱いという特徴がある。それを知っていれば、お先へどうぞ、と道を譲ることができる。

KARTE
36
女がじっと相手を凝視するとき

好きな女性がじっと男性を見つめれば、誰でも自分に気があるのではと思うだろう。それほど目は**男女の間では重要な意味を持つ。まさに心の扉であり、情報発信装置でもある。**相手が自分を好きかどうかは瞳孔の大きさでわかる。魅力的な男性の前では、じっと相手を見つめ、瞳孔が大きくなることがわかっている。これは脳にある交感神経中枢の視床下部からの興奮した刺激が出ているからだ。逆に怒って、ネガティブな気持ちのときは、瞳孔は収縮してしまう。恋人同士が見つめ合っていると、脳が興奮し、お互いの瞳孔はどんどん大きくなっていくのだ。目でもう一つ重要な部分は白目だ。白目があることで、目の方向がわかる。これは人間のコミュニケーションに大きな意味がある。自分を見ているか、無視しているかは白目でわかるというわけだ。これは脳の視覚情報処理が高度に進化したことも影響している。

相手の感情を読み取るのが得意な女性が、さらに視覚情報を脳に伝え、分析判断する。つまり男性が思っているよりはるかに女性は、男性の目の動きを察知しているのだ。だから視線の動きから、ウソがすぐにばれてしまうわけだ。心を読まれたくなければ、目を閉じてしまうしかない。後は見つめ合う時間が重要な要素になる。

話をしながら視線を合わせるのは、平均1・18秒という研究データがあり、それ以上時間が長くなれば、意味がある視線ということになるだろう。

相手の女性が自分に気があるかどうかの判断は、会話をしているとき視線が合う時間が3秒以上になったら、大いに気があると判断できる。さらに瞳孔がこのとき開いていれば、確実にＯＫだ。脳に快感物質が分泌されていることになる。しかし、視線が合う時間が長くて瞳孔が小さいと、相手は挑戦的になってきているという証拠だ。

Drノウの ONE POINT カルテ

目を合わせる時間が長く、さらに瞳孔が大きく開いているときは好感触。女脳に快感物質が分泌されているといえる。

KARTE
37

女が髪に触れているのは何のサイン？

女性らしいと感じる動作に、女性が髪をいじるものがある。

これは明らかに男性に対してのアピールであろう。女性は好きな男性に触られることで、脳内の快感物質であるドーパミンが高まってきて、男性より快感を強く感じるもの。つまり、髪に触ってほしいと言っているようなものだし、周囲に女性がいれば、自分の存在を他者に強調していることにもなる。「私がいるのよ」そんな感じである。

男性と話をしていて、目の前で髪に触れながら視線を合わせてきたら、その男性に好意を持っている可能性が高いと考えるべきだろう。

合コンのときに、知らないほかの女性もいれば、友人もいるという場で、**男性の前で髪に触れるのは、彼女たちをライバル視している証明**ともいえる。

好きな人に髪を触られると気持ちが落ち着くというのは、誰でも感じることだ。つまり自分で髪をなでるのは、脳内のセロトニンを増やし、自分を落ち着かせているという意味もあるだろう。**髪をなでることで、交感神経の興奮が収まり、ストレスホルモンともいえる副腎皮質ホルモンの分泌も抑制できる**のだ。マッサージが気持ちよく、同時に気分が落ち着くのも同じ理由だ。触覚感覚も女性のほうが優れている。

男性を前にして髪に触れているようなら、女性の心には相手に意識がある可能性があり、そんなときに挑発のポーズとなって手が動くのだろう。

Drノウの ONE POINT カルテ

髪をなでる女性は、男性には大きなチャンスということである。そういうときは、視線を合わせ、女性の話を受け止めた会話を心がけよう。

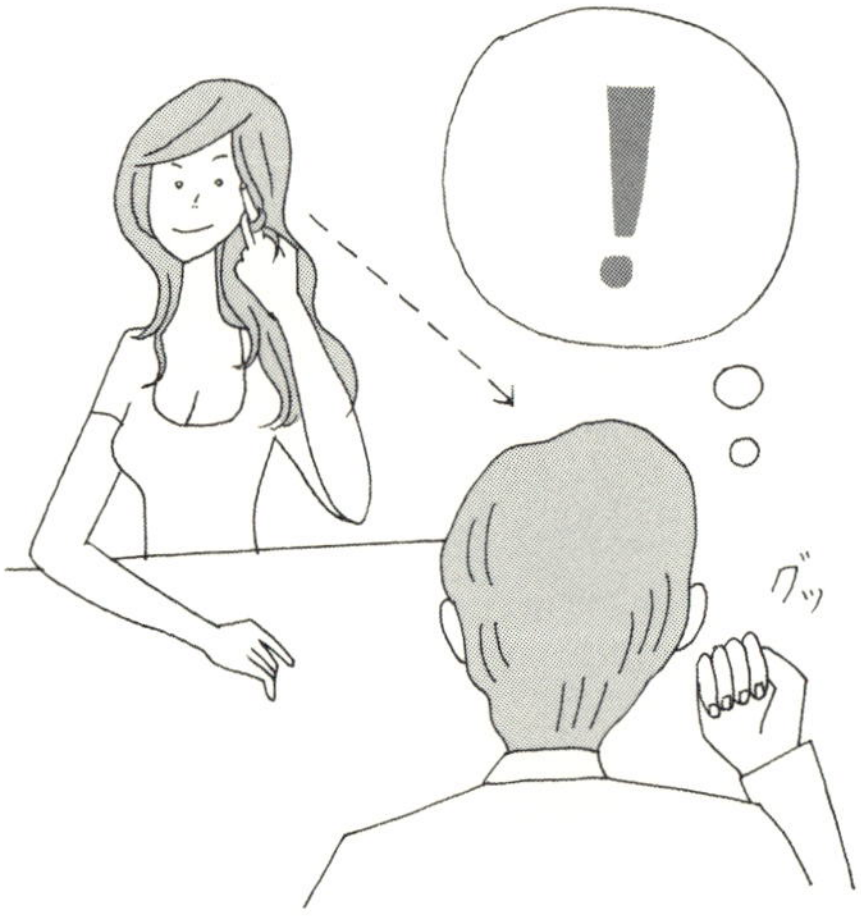

KARTE

38

女が出かけるとき、いつもバタバタするのはなぜ？

一緒に出かけるとき、待たされるのはもっぱら男性、ということが多々ある。

ドライブに遠出となれば、男性は右脳のイメージ力をフルに生かして、数日前から計画を練り、車の掃除をして、ワックスをかけて、ガソリンは満タンにして、車の中で聴く音楽のカセットテープまで編集しておくという用意周到さで、さあ出かけようと玄関のドアを開ける。

しかし、女性は、出発直前になって、手紙を出さないといけないことを思い出したり、仕事のことでどうしても人に会わないといけないと言い出したり、男性の計画をまったく無視した行動を取ることが多い。これは**左脳型が多いとされる女性が苦手とする「想定する、イメージする」という能力に欠ける**ということであろう。同時処理の得意な左脳なので、余計なことをついつい思ってしまうのだ。

男性は今日のドライブは山道が長いし、途中、店も少ないから、ペットボトルを買っておいたほうがいいとか、食べ物もあったほうがいいというように先を考えるが、女性はその状況になって、水がないわね、ということになる。

用意周到な男性、その場の気分の変化で行動する女性、どうしても対立してしまうのだ。今からというときになって、初めてほかのことを思い出す、これは本当に女性に多い行動だ。

だから男性はいつもイライラさせられることになる。でも、そういうものだと受け止めて、あまり先回りしないことだ。その場で同時に女性と問題解決をすべきであろう。

男性のイメージ力、つまり右脳的な働きでは、女性の行動をイメージできないというわけだ。

Drノウの ONE POINT カルテ

「急がば回れ」は、男性のための言葉。自分がきっちり計画することが、必ずしも女性に満足感を与えるわけではない。待てる男はモテる男だ。

KARTE
39

女の気持ちは態度、シグサで判別できる

女性のシグサからは、どんな思い、気持ちでいるのか、かなりのことが推測可能だ。これは脳の中の本能的な欲望が、理性的にコントロールされずに、体の動きとなって表現されてしまうからだ。

たとえばハンドバッグを両手で抱えている姿は、防御の姿勢の気持ちが強い。特に腕の位置や動かし方で、相手の心理状態はかなり正確に推測できるだろう。両手をこすり合わせていれば、何かを期待していそうだ。しかし、手がゆっくりとした動作、態度であれば、それはどこかだまそうという気持ちの可能性がある。指を組んで両肘をついていれば、不安や不満を示している。

また、女性がウソをつくときは、手で口を覆ったり、鼻先を触ったりすることがある。これはウソをつくと、アドレナリンが出て血圧が上がり、**鼻も膨らんできて気になる**

ので、触ってしまうという仕組みである。まさに脳の中の興奮が体の一部に影響している証拠というわけだ。

あごに手を添えて、頭を支えるようなときは、相手の話がつまらないという意思表示だろう。あごをなでた後の態度に注目しよう。

その後、両腕を組み、座っている位置を直すようなら、駄目という返事になるはず。あごを触って、体を乗り出すようなシグサならOKというサインと読めるだろう。

このようなボディーランゲージは、**大脳皮質の抑制を受けない無意識の動作**といえる。扁桃体からの命令で体をつい動かしてしまうのだ。歴史や政治家などの話になり、女性が懸命に脳を使っているときこそ、コントロールが利かなくなり、無意識の動作が出やすいもの。そんなときこそ相手の本心を見抜けるチャンスである。

Drノウの ONE POINT カルテ

女性の本音を引き出すには、脳に、歴史などのちょっとした難しいテーマを考えさせるといい。そのときの無意識の動作が、本心を表しているからだ。

KARTE

40

女の心の動きは、どこに現れる？

女性の本音は、脚の動きにも現れるのだと、心理学から見てもそういえるだろう。

というのも、視線や手の動きは自分で意識できるが、脚の動きは自分で見ない限り意識ができない。だからこそそこに本音が出るのだ。

手足は大脳皮質にある運動神経の中枢から命令が出て無意識に動かしている。たとえば歩くときに脚を意識して歩くことはないだろう。つまり無意識に歩いているはずだ。それほど脚は無意識の動きをしているというわけだ。

さらに、**感情が動いているときには、扁桃体からの命令がダイレクトに出てしまい、手足は無意識に動き、つまり本音が出る**というわけである。

つま先が細かく動いていれば、不満のサイン、脚を閉じて座っているときは、自分を守っているサインだろう。もちろんこういったサインは、確実にそれを示しているとは限らない。トイレに行きたくてうずうずしていて、足先が動くこともあるからだ。

脚を交差させ、腕も交差しているときは、初対面の男に対して警戒している、あるいは心を閉じているサインとみていいだろう。

警戒心がなくなるにしたがって、手足は開いていく。その微妙な変化を知らねば損をすることになる。

足首をしっかり重ねて座っているときは、恐怖心や心配であり、警戒しているという状態だ。こんなときは会話で彼女の警戒心をなくすしかない。

足先の向きも関心先を示している。目の前の女性が腕組みして、足先がドアを向いているなら、早くこの場から離れたいという無意識下の意思の表れで、彼女と親しくなる可能性は低いということになる。

Drノウの ONE POINT カルテ

腕も脚も同じようなボディーランゲージである。脚は本人に見えないだけにヒントは多い。せめて足先の動きくらいは気にしておくべきだ。

KARTE 41

どうして女は、思わせぶりな態度をするのか？

女性は結論を出すことが好きではない。会話にそのことが典型的に表れる。とにかく話していること自体に意味があり、そこで議論し結論を出すことは、論外なのだ。

話し合って仲間意識を高める、それが和を重んじる女性の脳である。

だから、男性にも好きだとか嫌いだとか断定的な態度を取ることは少ない。

それを男性は思わせぶり、どっちかにしてくれよと思ってしまうが、女性は無意識のうちにどちらでもない態度を取ったり、好きでもないのに、優しくしたり、ということで男性はますます困惑してしまう。

白黒をつけたい男性脳は、いら立つばかりなのだ。

それはまるで女性の作戦のように思ってしまうが、そうではない。無意識の女性脳の特性に従った行動ともいえるだろう。

だから思わせぶりな態度を取られても、それを楽しむくらいの余裕がなければ、女性と親しくなれないし、付き合ってもらえなくなる。

男性がやることは、焦らずに彼女にアプローチする理由作りが重要になってくる。なぜ、自分が彼女を好きになったのか、その理由を言葉ではっきり伝えられるようにしておくべきだし、じっくり時間をかけて近づくべきだろう。

まったくその気がないように見えて、女性は突然その気にさせる行動に出ることがある。つまり女性の態度にだまされないことだ。本当は非常に好きなのだけれど、嫌いだというように振る舞ったり、興味はないのに、興味があるように振る舞ったりする。

女性と親しくなる可能性があるかどうかは、あなたの行動、言葉、思いにかかっており、それが可能性を引き寄せるのだと考えるべきだ。

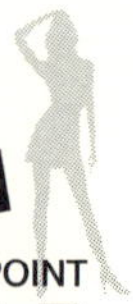

Drノウの ONE POINT カルテ

好きになった理由を、相手に気持ちよく伝わる言葉で語ることができれば、彼女も納得して受け入れてくれるはずだ。

KARTE

42

女の香水や化粧には、こんな意味がある

会議室に入っていくと、誰もいないのに、ほのかに香水の残り香が漂っている。いい香りだと、どんな美人がいたのだろうかと、男性は思いを巡らす。

時には香りによって、男性の冷静な判断も狂ってしまう。それほど**香りは男にとっては弱点でもある。それを十分に女性は知っていて、香りを使ってくる**のだ。

中世の貴族社会では、女性が脇の下にリンゴの切れ端を挟んで、それを男性に渡していたというから、男女間には匂いに対する独特の執着や意味があるようだ。

男を惑わす匂いというとフェロモンを想像するだろう。フェロモンは性的な行動を起こさせる匂いとして、動物学の世界では知られている。しかし、人間では明らかにフェロモン物質は今のところ見つかってはいない。ただヤコブソン器官というものの存在だけが指摘されているだけだ。

これはちょうど指を鼻の穴に入れたとき、指先が触る辺りの鼻の粘膜にある。香りとして感じられないフェロモンの匂いを感知している器官だと考えられている。

香水のような強烈な匂いは、直接鼻の粘膜から吸収されて、匂いを感知する嗅《きゅう》神経に情報を送る。嗅神経は中継地点を経ないで、直接脳へ入っていくので、香りは脳にダイレクトに影響する。香りの刺激は、視床下部へ行き、そこから大脳皮質へ情報は広がる。

そこで記憶や経験と比較分析され、いい匂いとか、興奮する匂いという判断をするのだ。**ただ一部の香りは扁桃体を直接刺激して、危険な匂いと判断することもある。**

動物実験ではヤコブソン器官はそのままにしておき、連絡線である嗅神経だけを切断すると、交尾が起きなくなる。嗅神経では感じられないフェロモンは独特の匂いがあって、それが催淫《さいいん》作用を起こすと考えられているが、どうもそれだけではないようだ。

最近の研究では精子が花の香りに引きつけられて泳いでいくことが証明されている。

いい匂いの女性に、男性が惹きつけられるのは、自分の子孫を残したい思う男の遺伝子が、匂う女に近づかせるのかもしれない。

香水をつける女性は、その匂いが男性を魅了するはずと信じている。しかし、多くの日本の男性諸兄は、匂いが強すぎる女性に辟易《へきえき》している、ということも事実なのだ。

香りの強い香水をつける女性は、嗅覚の麻痺、あるいは低下によって、過剰な匂いをつけている可能性がある。この場合は、本人には責任はないといえるが、一般的には強烈な香水をつける女性は、衣服も派手で目立ちたがり屋の傾向が強い。

ブランドバッグを持つ女性同様に、自分に特別な能力があってもなくても、何かで自分をアピールすることで、男性と出会い、それが子孫を残す手だてになるのだ。**目立って、男を惹きつけたいというのは、女の遺伝子に組み込まれた本能である。**チャンスをできるだけ生かしたい、その結果が強烈な香りということになる。

あるいは、自分は他人と違う、そういった自意識の強い女性が、強烈な匂いを発する香水をつけてしまう。それはまさに男を誘う危険な香りの女ということだろう。

Drノウの ONE POINT カルテ

男はいい匂いの女性に惹きつけられる。自意識過剰な女を避けたいなら、ほのかな香りの女性を選びたい。

KARTE
43
隠そうとすると、逆に見破られる男のシグサ

ここまで、女性のシグサから何が読み取れるのか、それを知って男性はどう向き合えばいいのか、ということで、男女の脳の特性をからめて説明してきた。

では、一方の男性はどうなのか、そこに触れておかないと不公平だ。これから以降は**男のシグサの代表例から何が読めるのか**を解説しておこう。

まず、笑いについて。笑ってごまかすという言い方があるが、男性はウソをつくとかえって笑顔がなくなってしまう。こわばった笑いになるのだ。それはなぜか。

笑顔を作り出すのは右脳の働きなので、左半分にその影響が出やすい。つまりウソをついたときの笑顔は、左の顔に変化が出やすいというわけだ。だから左右差のある笑顔をしたら、ウソだと見破られてしまう可能性がある。そういったとき、男はアドレナリンが出て、汗をかくなど体の変化が見られる。さらに感覚性言語中枢が女性は優れてい

るので、男の態度、言葉の矛盾をすぐ見抜いてしまうのだ。

まずいときに見せる男のシグサはまだある。

目をこするのもウソをついているときの動作だ。ウソを言っているのを隠したいという願望の現れだ。

唇に指を触れる、メガネをくわえるなど口に何かを持っていく動作もウソをついたときに無意識に行なう動作だ。

女性はそれを完璧に見破っているわけだ。

男はウソをつくとき視線を合わさないとか、目が動くというが、決してそれだけではない。男性でも相手の目を見てウソをつく場合がある。逆に普段はそんなに目を見て話さないのに、目をしっかり見て話をすれば、かえって怪しいということになる。

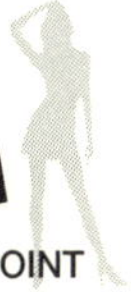

Drノウの ONE POINT カルテ

ウソをつくとアドレナリンが出て、体に変化が起きてくる。それを女性は見逃さないものだ。だからウソをつくのは難しい。

KARTE

44

女は男の立ち居振る舞いのどこを見ているのか?

次に、男の外見や立ち居振る舞いを、女性はどう感じるのかに視点を移してみよう。

聴覚という点で、男性の低い声に女性は惹かれるものだ。低い声というのは男性ホルモンのテストステロンが十分に出ているという証だからだ。だから低い声で話しかけるというのは、女性に好かれる有効な手段といえる。

視覚という点では、肉体的には肩幅ががっしりしていて、胸、腕、おしりに筋肉がしっかりついていることが好まれる。だからといって筋肉ムキムキマンは敬遠される。

また、やはり背の高いことは重要な要素になってくる。**健康そうな男性からは、元気な子どもが授かるという遺伝子に組み込まれた無意識下の判断基準**であろう。

話を進めよう。女性が見ているのは外見だけでは、もちろんない。

ちょっとした男性の行動に誠実さや優しさを感じるものだ。特に立場の下の人に対する言葉遣いや態度で、その男性の大きさをすばやく見抜いてしまう。

レストランなどでお店の人に対する傲慢な態度、支払いのときのクレジットカードの出し方、お釣りを受け取るときの動作、そんなちょっとしたことだが、女性はしっかり見ているし、男のホンネを見抜き、この人とは付き合えないということになってしまう。

自分より上の者には誰でも低姿勢になるものだ。しかし目下の者に**いかに態度を変えることなく誠実に接しているかが、男の価値を上げるポイント**というわけだ。

どんな人にも同じように接することができるのは、劣等感もなければ過剰な自意識もない、女心をくすぐる賢い男に見られるということだろう。

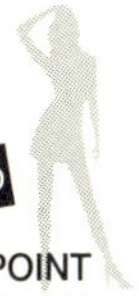

Drノウの ONE POINT カルテ

男の外見は、生まれ持った部分があり、やむを得ない部分がある。外見が劣っていても、どんな相手にも同じように誠実に接することができる男性かどうか、それを女性は見ているのだ。

KARTE

45

女が喜ぶ、男の自信・パワーの見せ方とは

自信に満ちて、パワーがあるという姿を、男性は女性にアピールしようとするものだ。男性が力強さ、地位の高さを誇り、金を持っているというアピール行動は、男の右脳に快感を呼ぶ行為であり、自然とそんなポーズが出るのだろう。

一方、**女性には出会いの初めのうちは、ホンネの部分では、征服されたいという願望がある。**好きな男性に抱擁されたい、自分が征服されたいという願望があるからこそ、男の自信のある態度は魅力的に見えるのだ。この願望は、女性の脳の遺伝子の中に組み込まれているのだ。男性に守られたい、さらに子どもを産みたいという思いにもつながっている。だから強い男性に無理強いされることを完全には否定しない。もちろんこれは下手をすればセクハラだから、危険な賭けである。

ここでもう一歩進んでいいのか、やめるべきか、男性側の判断は難しいものだ。

高級レストランで、最後にカリスマシェフが出てきて挨拶する、そんな姿にも男性の魅力を感じるものだ。

「あんな有名な方と知り合いなんですか？」

そんな質問が出たときは、まさに女性は、かなり好意を持っているということになる。

そのためには普段から、自分を磨くために金をかけていく必要がある。

しかし**交際が長くなると、女はモノから心にシフトすることを忘れてはならない。**

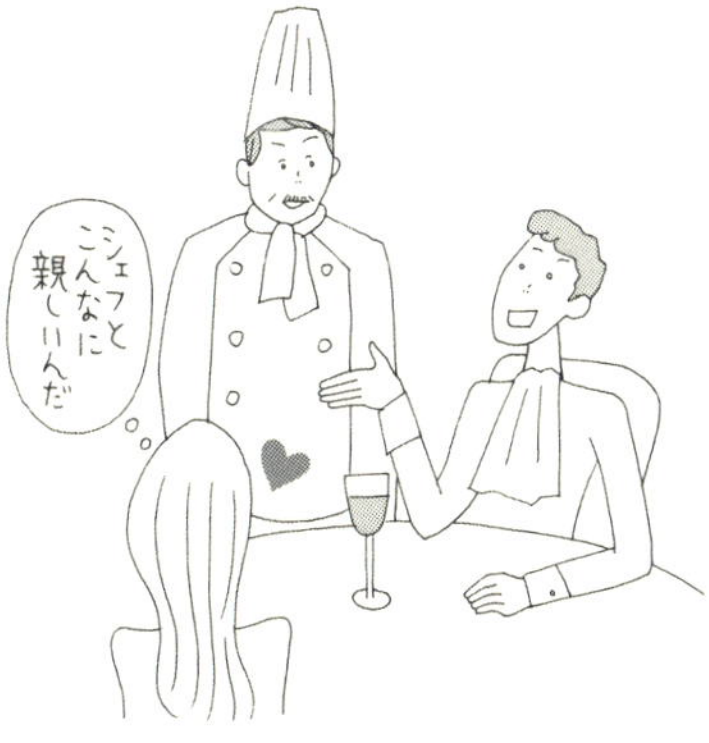

Drノウの ONE POINT

カルテ

モノやお金を誇るのではなく、自分の人脈を広げて顔の広さを持つのも女性へのアピールになる。付き合いが長くなれば、女性は心の交流へとシフトする。

第5章

賢い男は、
モテる瞬間を
見逃さない！

KARTE

46

恋愛という快感を求める女脳のメカニズム

恋愛は生物学的にはあまり意味のないこと。あくまでも人間の社会が作り出したシステムといえるだろう。

子孫を残すために、特定の相手と一時的に一緒に暮らす必要がある。それを実行させるための仕組みである。その特定の相手が、別の人に変わっていても構わないのだ。

つまり、**永遠の恋愛を続けるための遺伝子プログラムや脳の中の仕組みは存在しない**のである。子孫を残すという大命題はあるが、人間の行動はすべて、快感という本能と関わっている。**恋愛相手を求め、快感を期待し、感じるというメカニズム**ができている。

ボランティア活動や財団を設立し寄付をするなど、お金だけでは快感が得られないレベルになると、多くのお金持ちがそういった慈善団体を作る。しかし、それも結局本人の快感があるからこそできる行為である。

どこかに快感が伴わなければ、人間は行動を起こさないということだ。

恋愛も快感につながっている。脳の側坐核《そくざかく》にドーパミンが出ることで、快感が作り出される。好きな人と一緒にいることが、快感になる瞬間である。

重要なことは一緒にいることである。恋愛中に離れてしまうと、それはストレスになって、早く会いたいという感情を作り出すだろう。

脳は、とにかく好きになった相手と一緒にいるように指し向けていくのだ。恋する女性には、ドーパミンという麻薬のような働きをする脳内物質によって。

一方で、恋愛は理性との闘いである、という一面を持っている。

理性は抑制的に働くので、そんな相手と恋愛をしてはいけないという命令と、本能的に一緒にいたいという命令のせめぎ合いである。大恋愛になればなるほど大脳辺縁系の原始的な脳の命令に負けて、すべてを捨てて、彼のところに走っていくことになる。

それは一緒にいることの快感が作り出す幻想であり、脳のマジックともいえる。

特に女性は扁桃体などの感情を受け取る部分が過敏であるから、感情によって行動しやすくなる。

だから女性の感情に火がついてしまうと、コントロール不能になってしまう危険をはらんでいるのだ。**逆に憎悪の感情に火がつくのも、この原始的な脳のせい**なのだ。

それほど好きでもなかった男性と、成り行きでセックスをするということがある。そうすると大脳辺縁系のスイッチが入ってしまい、暴走し始めてしまうケースもあるのだ。そうなったら理性でのコントロールは不可能になる。

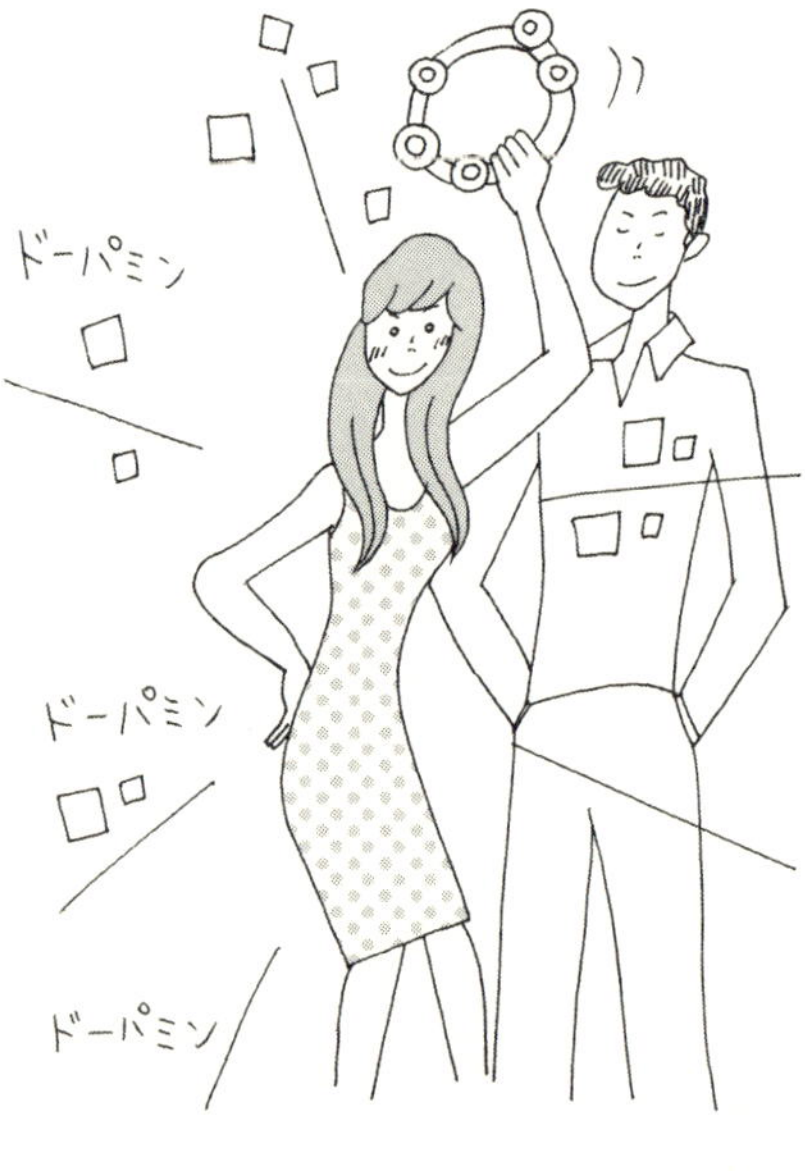

Drノウの ONE POINT カルテ

感性や感情に訴えた行動を取ると、快感ホルモンのドーパミンが出て、彼女の恋愛スイッチが入る。女脳は、常に暴走する危険をはらんでいる。

KARTE 47

女が誘われたくなる男の条件とは？

ライオンでも鳥でも動物は、オスは見た目が派手だったり、鳴き声がよかったりする。そして目立った行動を取り、メスに求愛のアプローチをかける。数頭が激しく争って勝ち残ったオスが、メスに求愛を許される。そういったシーンはテレビのドキュメンタリー番組で放映され、よくご存知だろう。動物の求愛行動はこういった共通点が見られる。

人間の場合もそれほど変わらないといえるだろう。

男性も女性も、まずは初めの出会いの第一印象が重要で、相手の見た目に惹かれるものだ。女性が好むのは、目が大きく、頬骨が高くて、顔の格好がよく、笑顔の男性である。これは過去の調査でわかっている。しかし、現代社会は見た目だけでは生活していくことはできないので、別な要素も重要になってくる。

社会的な地位があり、お金があって、知性があるということにも女性は魅力を感じるという調査結果が出ている。

こうした男性がさらに男を上げるのは、知的ユーモアのセンスである。ユーモアのセンスがあるということは、知性がなければいけないし、そのセンスがあれば、人間性も豊かで、仕事もうまくやっているだろうし、社会的地位も高いだろうと判断するのだ。

しかし、これは簡単そうで難しい。ただテレビで見たギャグをまねて、女性に受けることがユーモアのセンスと思っている男性がいるかもしれないが、それは知性を感じさせないし、女は誘いに応じてくれない。

知性を感じさせるユーモアこそ、女性をその気にさせる最大の武器といえるだろう。

それを磨くには、知識も必要だし、社会性のある視点も必要だ。モテるということはそう簡単なことではないということだ。

Drノウの

ONE POINT

カルテ

女性が誘われたい気持ちになる知的ユーモアのセンスを磨こう。それには多くの知識が必要になってくる。まずはまじめに日々の社会知識の吸収からやっていこう。

KARTE

48

女は共感してくれる男に好意を持つ！

男性の会話は短く、女性の会話は長い。それでいて男性の会話のほうが効率はいい。結論が出るからだ。女性の会話はもともと議論などする気はないので、結論は出ない。

女性の脳は言語中枢の左脳の部分の神経細胞が多い。さらに言語中枢のドーパミン濃度が高い。だから、話をするときに脳を広く使っていることは、これまで何度か述べてきた。男と女の距離が縮まるかどうかの大事な点なので、今一度考察しておこう。

会話上手の女性であるが、そこに男性的な結論を持ち込まれると、不愉快に感じてしまうのだ。さらに女性自体が聞き上手だから、男性も聞き上手になる必要がある。**相手の思いを受け止め、共感を示すこと**だ。

つまり、「そうだね」「私もそう思う」という意志表示をしっかり見せることだ。多くの男性はわかっているからという態度で、女性の話に返事もしなければ、表情にも出さないで終わってしまう。あるいは共感とは逆の言葉を発してしまう。

女性がかなり明確に感情表現をして、ふてくされ、がっかりし、返事をしない、泣いているという状況でも、多くの男性はそれほどのことではないと思ってしまう。

女性は何らかの反応を待っているのだが、気がつかないで先に寝てしまっているということが起こる。

これは別に異常なことではなく、それほど**男性は女性の発信する非言語的な表現を解釈できないでいる**ことが普通なのだ。

これは明らかに脳の違いによるものである。

だからこそ男性は無理をしてでも、聞き上手にならなければいけない。

それも非言語を理解しようというのではない。彼女の言葉一つひとつに耳を傾けるべきなのだ。

テレビをチラチラと見ながら聞いているとか、新聞を読みながら話すという、ナガラ態度を改めて、**真っすぐ向かい合って聞き、共感してあげることだ。その姿を示すだけで、彼女の好感まで得られれば最高である。**まずは聞くこと、聞く態度を示すことだ。

それができれば、彼女にとって魅力的な男性に見えてくるはずだ。

できる上司は必ず部下の言葉に耳を傾ける。

私が大学病院にいた頃、部下の言葉に耳を傾けられる教授はほとんどいなかった。謙虚さがなければそれができないが、偉くなってしまうとなかなかできないことだ。

これは普通の男女間でも起こり得る。夫が会社で出世をしてしまうと、素直に妻の言葉を聞けなくなってしまう。

ただでさえ、聞くのが得意でない男性が、優位性を持ってしまうと、ますます耳を傾けなくなり、お互いの心に共感が持てず、隙間風が吹いてしまう。

だからこそ、肩書きが何であろうと、聞く態度を示す男性は魅力的に見えるのだ。

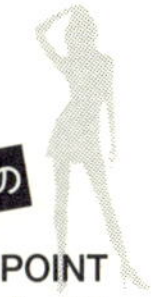

Drノウの ONE POINT カルテ

聞くという態度は、つまり女性のほうへ体を向けるということだ、耳だけを向けるのではなく、顔も目もきちんと彼女の方向へ向けて、共感を示そう。

KARTE

49

聞き上手な男が一番モテる！

話すときの声の質、テンポ、間、イントネーションなどを、プロソディーという。プロソディーの処理は、右脳で行なっているので、男性の脳が得意な情報処理ということになる。結果として会話のカン働きが男性のほうが優れていることになる。

だから**男は少ない言葉で、相手の心情を察知できるのだが、女性は多くの言葉でコミュニケーションを取る**ようにしている。さらに、非言語性の手足の動かし方などボディーランゲージの解析が得意で、いろいろなことを話しかけてくる。

それが男には面倒くさい。

男性はカンでしゃべっているともいえる。だから聞き上手にはなかなかなれない。

また、女性は話をどんどん別な方向へ展開していくことが特徴だ。何かを討論するわけでもなく、自分の知識を披露するわけでもない、結論を出すために、おしゃべりをするのではない。

目的はただ一つ、おしゃべりをするために、おしゃべりをしているのだ。

男性にはそこが理解できない。どうしてそんなに話すことがあるのだろうと思ってしまう。結論の出ないことを話しているのだから、論理的に考えることもなく、どんどん話題は飛んでいってしまう。だから話が行き詰まることはない。

その調子で男女が会話すると厄介なことになる。

二人ともに非常に機嫌がいいときや、男がすごく何かに面白がっている話題のときはいいが、女性の話が男性にまったく関心のないファッションとかケーキやお菓子などのスイーツの話題になってしまうと、男は突然、興味を失い、沈黙してしまう。

男性にとって話の内容には意味がなければならず、そこから何か結論を出さないと話をする気もなくなってしまう。

だから一般的には、女性のおしゃべりが始まると、男性はじっと我慢しているしかない。

そこで、適当にわかっているふりをして、聞いているという反応を示すと、俄然、女性からの評価は高くなるはずだ。自分を理解してくれている仲間という意識も芽生えるのだ。常に対峙する関係ではなく、自分と同じ考えなのかもしれないと思わせてしまえば、しめたものだ。そこから二人の関係は、大きく発展していくだろう。

そのためにも、**大きくうなずく、返事をしっかりする、顔に表情を持たせる、笑顔を見せる、それができれば、女性は満足する**はずだ。

だから、話を聞ける男はモテるのだ。

Dr.ノウの
ONE POINT
カルテ

どんなに興味のないことでも、きちんと返事をしよう。聞いているかどうか、女性は男の顔の表情を見ながら話している。しっかり聞いているという表情を出そう。

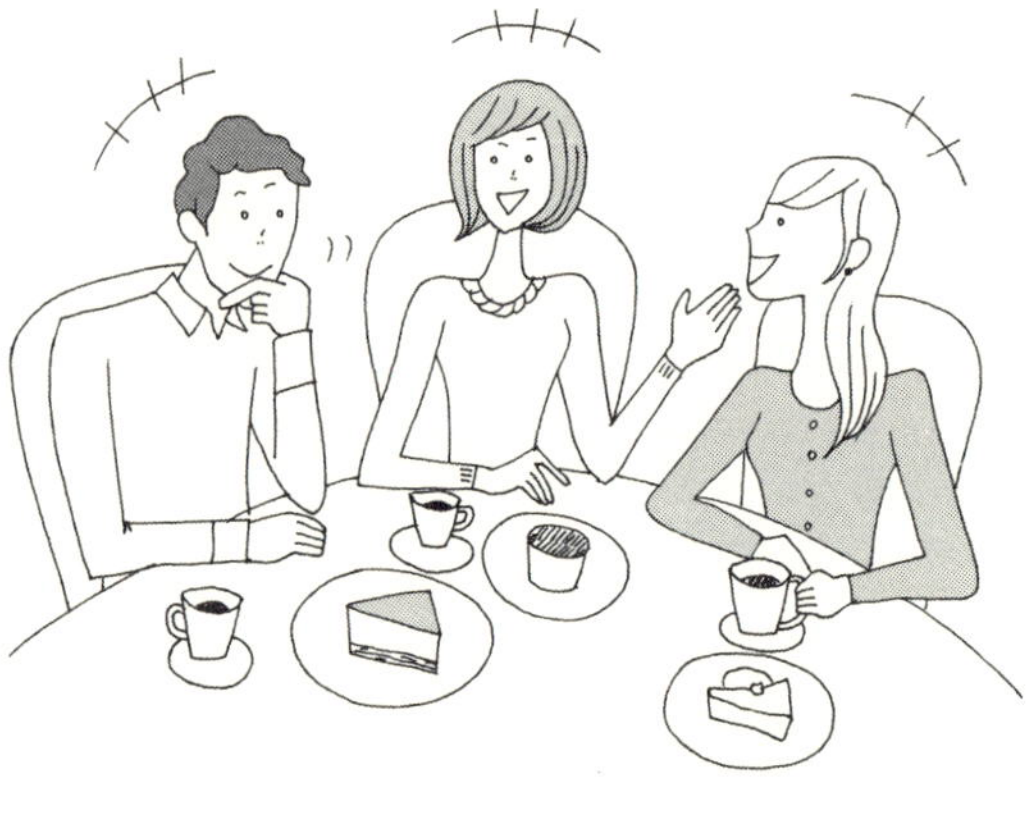

KARTE 50

女が男にほめられて心を開く言葉

人間の欲望が満たされる、その一つに他人からほめられることが挙げられる。まったく誰からも評価されずに生きていられるのは、孤独に強い特殊な人と考えるべきだろう。どんな状況であれ、誰かが**理解してくれ、存在を認めてくれ、さらにほめてくれること、これは脳が活性化される仕組み**にもつながっている。

子どもの脳が発達するためには、親がほめることが非常に重要な意味があることは、教育の世界では受け入れられている事実である。

男性の場合は他人に対して優位性を持っていることが快感になっているので、どうしても女性に対しても自分が優位であることをわからせようとする。

収入が多いとか、いい車に乗っているとか、会社で地位が高いといったことを、何となく女性に知らせようとするものだ。しかし、それは女性にとっては関係のないことである。

前にも同じようなことを述べたが、**あくまでも自分をどう評価してくれるのか、それを知りたいのが女性**である。

自分を認めてくれる人にこそ、心を開くものだ。ほめられると脳の中ではドーパミンが分泌されて快感を呼び起こす。この快感を知っているからこそ、もっとほめてほしいという欲望がわき上がるのだ。

いつもきれいだねと毎日のように言われても嬉しいのが女性である。

男性にとってほめるという行為は、自分が下になるという感覚があって、なかなかほめることができない男が多い。

しかし、**モテる男はかならず女性をほめている**。容姿だけでなく、心が優しい、着ているセーターのセンスがいい、笑顔が素敵だなど、とにかくどこでもいいので、ほめることを忘れないのだ。そうすれば、女性の脳にはドーパミンがあふれ、その男性に会うことが快感につながっていくことを記憶していく。

いわゆる成功体験と同じことになってきて、彼に会うと気持ちがいい、という具合になってくるだろう。
彼女に会うときには、今日は何をほめようか決めておくのもいいだろう。

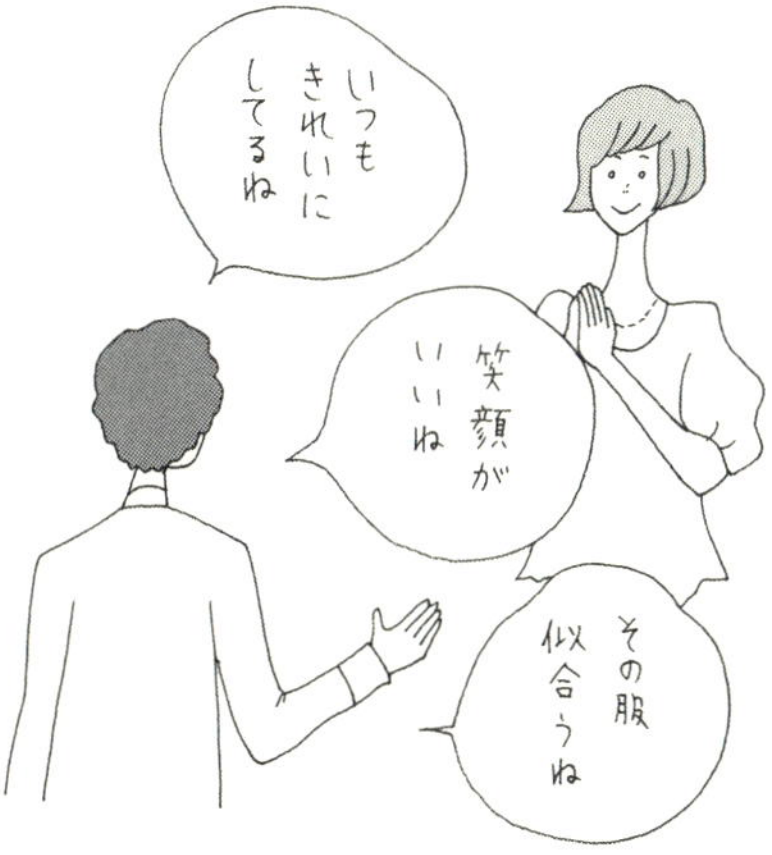
いつもきれいにしてるね
笑顔がいいね
その服似合うね

Dr.ノウの ONE POINT カルテ

ほめるには多少練習が必要である。しらじらしく感じさせないようにほめなければいけないからだ。ほめやすいのはまずは笑顔の素敵さだから、そこから攻めてみよう。

KARTE

51

こんなとき、女の本気モードが爆走する！

意外性、これが女性に本気モードのスイッチを入れさせる方法だ。

これはやはり**報酬系と呼ばれる脳内システムとドーパミンが関係**してくる。

誕生日にプレゼントを贈られるのは、期待もしているし、もらって当然ということになる。もちろん誕生祝いがないのは問題外だが、最も喜びが大きくなるのが、予想していないときにプレゼントを贈ってもらったときである。

そんな相手には本気モードのスイッチが入るのだ。

本気モードというのは、脳の中の変化でいえばノルアドレナリンが多量に分泌されて、最終的には恋愛ホルモンであるＰＥＡ（フェニルエチルアミン）が出ている状態である。

こうなってしまえば、**脳の変化を誰も止めることができなくなる。**

さらに、**扁桃体を一気に興奮させ、理性を失わせ、前頭葉の働きを抑え込んでしまうので、感情に支配され、動物的な行動になるのだ。**

彼女を喜ばせ、感動させる。そのとき、女性の本気モードが爆走するということだ。

別のやり方になるが、最初はまったく無関心を装っていて、ある日、たとえばディナーに誘うなどして、そのとき好意の言葉をかけ、最後の最後にＯＫを出すというようなアプローチの方法がある。いったんがっかりした感情に支配されていればいるほど、ポジティブなことが起きたときには強い感動を示し、惹かれるようになるものだ。

しかし、これはリスクを伴う行動でもある。

いったんダメだと断っておいて、あとからＯＫを出しても、彼女はもういないかもしれないからだ。

Drノウの ONE POINT カルテ

喜び、感動させる意外性のある行動や好意の言葉と贈り物、それが彼女を本気にさせる。最初は無関心を装う演出をする方法もあるが、そこには大きなリスクも潜んでいる。

KARTE
52
女が男に指摘されて、心を閉ざす会話

女性にも自分の言動や不注意から、会社の上司や得意先を怒らせたことがあるだろう。その場は、素直な態度で相手に謝っているはずだ。しかし、内心はどうだろうか。（何もあんなに怒ることはないのに）（ほかの人もよくやっていることなのに）（なぜ、私だけにあんなにきつく？）などと、モヤモヤとした思いにとらわれている女性は多いはずだ。そして、仕事が終わった後に、思いを誰かに聞いてもらおうとする。その矛先は親しく付き合っている男性に向けられることになるだろう。

そんなとき、「大変だったね」と共感して応ずること、それが大切なのだ。どちらに非があると客観的に評価し、結論をいってしまうと、（私のことをまったくわかっていない……）と思ってしまい、女性は心を閉じてしまうことになる。

女性は自分の悩みを打ち明けているのだから、じっと聞いていてほしい、ただそれだ

けなのに、男性はすぐに具体的なアドバイス、つまり結論を出したがるのだ。とにかく生存のために競争と決断をして進化してきた男の脳である。だからまず結論を出すということになってしまう。しかし、それでは女性は納得しない。夫婦の場合、夫が頭ごなしに妻を叱りつける。こうなってしまうと、まったく解決にはつながらなくなってしまう。女性のほうに落ち度があったとしても、直接叱るとか、結論を言うのではなく、むしろなぜ失敗したかを聞くことのほうがずっと、女性には嬉しい聞き方なのだ。

しかし、言い訳をいっぱい聞いているだけで、男性はイライラする。

ここで怒ってはいけない。**時間をかけてなぜ失敗したかを、女性に語らせることができれば、心を開いてくれた状態**ということだ。

聞いてくれたことで、女性の心に信頼感が芽生え、男の優しさを感じるはずだ。

Drノウの ONE POINT カルテ

女性からの話しかけには、意見を言わず、まず共感を示そう。聞いてもらっている、という男の姿勢に女は心を開くのだ。

KARTE
53

女の警戒心が解ける、その一瞬！

人間はまず警戒をするもの。これは生存のための仕組みである。

初めてのことには慎重になり、詳しく分析していくはずだ。

だから、女性に新しい提案をしても、そう簡単に受け入れられることはない。それを無視して一方的にやってしまうと、後から大変なことになってしまう。

仕事では、職場の女性とどう協力してやっていくかが非常に重要になってくる。

一緒に女性と仕事をするなら、どこかに共通の話題を持ちたいものだ。趣味が同じだとか、小説家やエッセイストの話とか、軽く話し合える話題があれば、お互いに打ち解けてくる。**仲間意識が芽生え、警戒心もなくなって、仕事で何かを頼むときに、ずっと話を通しやすくなる。**

「あの課長は、ああ見えても、オペラに詳しいのよ」

などと、仕事以外でまず女性のほうから頼られる何かを持っていれば、警戒心は薄くなるはず。**その上で、男性が心得ておかなければいけないことがある。**

女性に何かを頼むとき、ついつい命令口調になってしまうものだ。

「この書類をコピーしてきてくれ」「おい、これを○○に届けてくれ」

たったそれだけのことで、女性は自分を見下していると思ってしまう。

男は支配することが快感でもあるが、女は支配されるより、自分を認めてくれることを嬉しく思う生き物だ。

男の命令に従う女は従順でいいと思うから、そういった命令口調になってしまうのだ。だから簡単なことであれば自分でやる、それくらいの姿勢を示せば、女性は自分と対等に思ってくれていると、そう考え、打ち解けてくるはずだ。

できる社長や幹部というのは、自ら最前線に立って客と接するもの。それが男であろうと女であろうと部下の信頼を勝ち取る最も効果的な方法だと知っているからだ。

命令するのではなく、自分でやる姿勢、それを示せれば、信頼感が高まるはずだ。

命令口調の男には、話しかけられる前から女は心を閉ざし、警戒心を抱いているのだ。

だから命令口調ではなく、

「時間があればコピーしておいてくれないかな」

という、**同意を得るような頼み方で女性の反感を呼ばない男が賢い男**なのだ。つまりそれこそが相手の存在を敬う態度であり、信頼を得ることができるだろう。

考えてみれば当たり前のことだが、これがなかなかできない、という現実もある。

Drノウの ONE POINT カルテ

命令口調の男に女性は警戒して心を閉ざす。同意を得て仕事を手伝ってもらうという意識があれば、かける言葉が変わってくる。まずは相手の存在を敬おう。

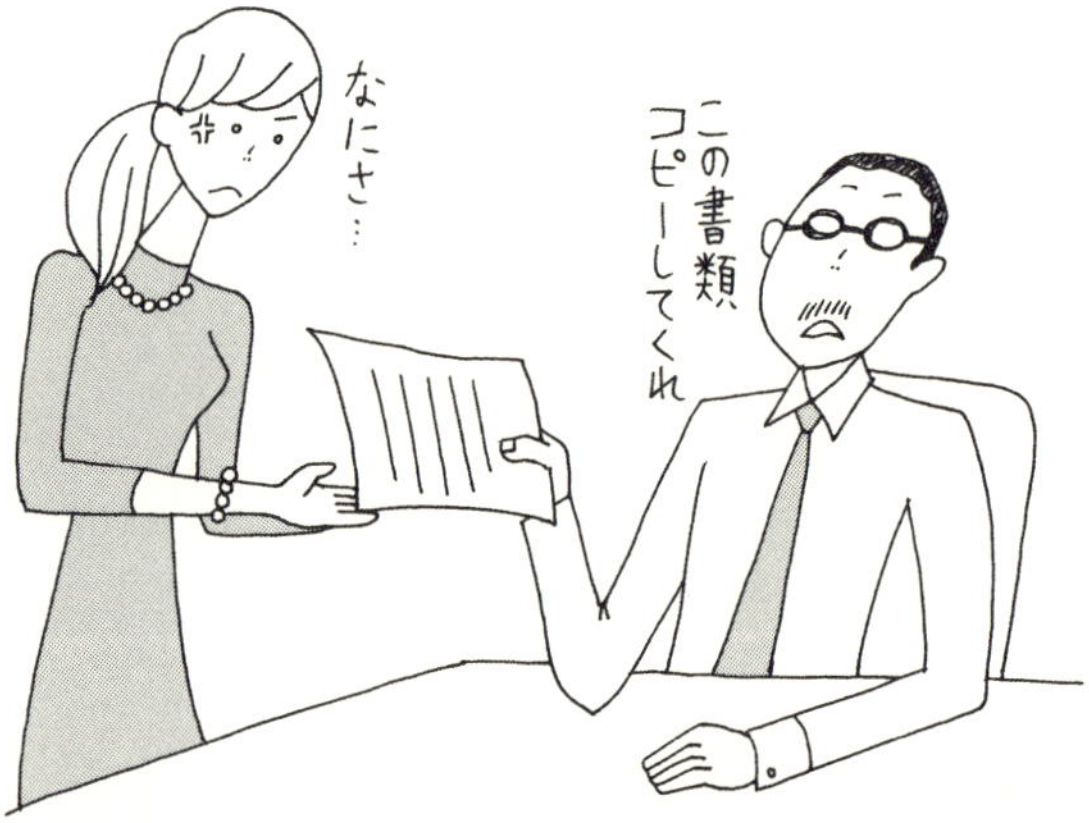

KARTE
54

「この人とならどうなってもいい」と女が思うとき

遺伝子科学からいうと、どうも恋愛というのは遺伝子の変化ではないかという専門家の意見がある。

もちろんこれは仮説であるし、人間の脳で証明していくことはかなり難しい。

しかし、**恋愛という脳の異常状態が存在することは間違いないし、それに多くの脳内物質が関係していることも確か**であろう。

結婚とは後になって冷静になってくればくるほど、引き算と足し算の結果といえる。見てくれはよくないし、頭もあんまりよくなさそう、でも優しいし、浮気もしないだろうから、長く付き合っていけそうというような判断を脳が下しているのだ。

だが、この人とならどうなってもいいという感情は、足し算と引き算の計算をして起こるのではない。出会ったときの会話や見た目で、格好いい、好きだ、と脳が瞬時にすべてを支配してしまう。実際には男性に仕事がない、きちんと働かないということがあっても、そんなものは問題じゃないと女性の脳が感情的になっている状態だ。

それは**まさに前頭葉が混乱して判断できない状態といえる**だろう。だから前頭葉を混乱させるような状況に持っていけばいいわけだが、それは男からはできない。

女性が仕事が非常に大変、人間関係がイヤになった、心配事で悩んでいる、そういった負荷がかかった状態のときに近づけば、そんなときは女の恋愛スイッチが入りやすく、抑制がきかなくなる可能性が高いだろう。

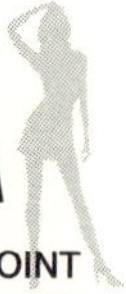

Drノウの ONE POINT カルテ

悩みを抱え、前頭葉の混乱している女性は、計算ができない。話を聞いてあげて、ぎゅっと抱きしめてみよう。女性の心に好意以上のものが芽生えるだろう。

KARTE 55

男にとって最初のひと言が勝負の分かれ道

女性は言語の中枢が男性より発達しているので、言葉に関して感受性が高い。

だから最初のひと言で相手をぐっと惹きつけることも可能である。

しかし、**言葉を使うのが下手な男性は、どうも自分の自慢話になってしまうことが多い。**相手のことを気にしないで、いかに自分がすごい仕事をしているのかを延々と語ってしまう男性がいる。

あるいは自分のオタク的な趣味を、のっけから説明し出して、これを理解してほしいなどということもある。こういった話し方は最初からすでに女性に嫌われてしまう。

男性の仲間同士であれば、内容だけの勝負でいいのだが、女性を目の前にしたらそれはまったくダメな会話ということだ。

女性の言語機能に応えるためには、まず相手に興味を持っているということをわからせなければいけない。それにはどんな方法があるだろうか。

相手の何かをさりげなくほめるというのは、初対面のときでもいいだろう。

男女の会話で、最も有効なのは、共通の話題を語り合えることが、距離を縮めるので、女性の好感度は上がってくるはずだ。前にも触れたが、映画、音楽、テレビ番組、出身地、学校、趣味、何でもいいが、そのときにも、男性は自分のことを強調しないこと。相手が聞いてきたら答える程度に抑えておくべきだ。

その上で、**自分は好意を持っていると、ひと言ではっきり伝えよう。**それが第一歩、後はお互いの距離を詰めていくしかない。しゃべるとき、相手のほうを見る、顔も足先もすべて相手に向ける、それがエチケットであり、男の意思表示というものだ。

女性は、言葉はもちろん男のそういった態度で、本気度を常にチェックしている。

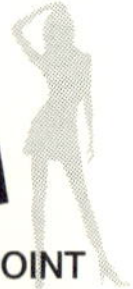

Drノウの ONE POINT カルテ

何をほめれば喜ぶのか、それがわかれば、大きく一歩近づける。好感度を上げるには会う前の情報収集、そして相手の興味に関心を示そう。

KARTE 56

一瞬でも退屈な男と思われたらおしまい

女性を笑わせることができれば、女脳の中でドーパミンが出ていることになる。だから彼といると快感を覚えるという記憶が残るはずだ。ユーモアのセンスがあるということが女性にとって重要な意味があると前述したが、やはり**笑いというのは、女性を惹きつける重要な意味を持つ**。

女性の笑いを取れず、退屈だという表情が見えたときは、すでにダメだというサインなのだ。ところが、男はまったく気づかずに、自分の仕事のこと、自分の夢、趣味のことと、相手の反応に関係なく、とうとうと述べてしまうのだ。

ただでさえ非言語情報、つまり顔の表情や声のトーン、脚の位置などによるボディーランゲージの理解度が欠けている男性は、自分の話になってしまうと、ほかが見えなくなり、ますます、女性は飽きてしまうのだ。

男性が面白いと思うことを、女性は必ずしも面白いと思わない。当たり前のことであるが、これをしっかり頭に入れておくとよいだろう。

自分を好きになれば、自分の趣味も理解してもらえると男性は思ってはいないだろうか。それはまず不可能であると思っていないといけない。

女性と男性の好む話が一致することはまずないと思うべきだ。だから男性が女性に飽きられない話をするには、かなり努力しなければいけないということだろう。

自分の趣味以外の話題をどれだけ語れるだろうか。まずその知識の収集から始めるべきだろう。面白い人というのは、知識、経験があり、勉強もしている。女性の好奇心を引き出せるようになるには、男性の魅力がなければいけない。

まずは女性の今のファッショントレンドのことを勉強してみてはどうだろうか。

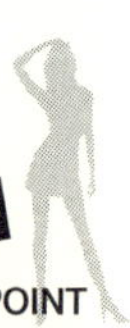

DrノウのONE POINTカルテ

女性誌を何冊か買ってきて、読んでみよう。そこには男性には理解不能な世界があり、いかに自分の持っている話題とは違うかがわかるはずだ。

第6章

男女の恋愛脳のメカニズムを知る！

KARTE 57

なぜ女は熱しやすく、冷めやすいのか？

女性だけが熱しやすく冷めやすいというわけではない。男性も同様であろう。

これは生物学的に見れば、当然のことだ。子孫を多く残すこと、多様性のある遺伝子を残すこと、それが私たち人類に課せられた使命であり、遺伝子の記憶だ。期限付き恋愛というメカニズムを脳内物質が作り出しているのだ。

どんな環境でも生き残れるようにするには、いろいろな遺伝子を持ち続け、環境対応できることが重要になってくる。同じような遺伝子ばかりの人類では、大きな環境変化で全部が滅んでしまうことになりかねないからだ。

だから同じ相手とずっといることは、子どもを産んで子孫を残せば、生物学的にはメリットがなくなってしまう。ただし、子どもを育てていくということで、夫婦関係が持続していくのだ。大地を駆ける動物の世界では、２、３年で親離れ、子離れをし、それぞれ別行動になることが多い。

人間は子どもを突き放すわけにはいかないが、**恋愛脳の仕組みは動物と変わらない。そのために、同じ相手との恋愛は飽きる、という脳の仕組みになっている**のだ。女脳を飽きさせないためには、快感ドーパミンを出させるように女性の心に快く響く言葉をかけ、また相手の言葉を受け止める態度を見せ続けなければならない。そうでないとすぐに冷めてしまう。

冷めやすいからこそ、また新しい相手と恋ができるというわけだ。

冷めてしまった恋愛をもとに戻すことは難しい。つまり冷める前に、お互いが一緒にいなければいけない理由、この人といると楽しい、心を共有できるという状態を男は大変だが維持しなければならないのだ。依存し合う関係を作らなければいけないのだ。

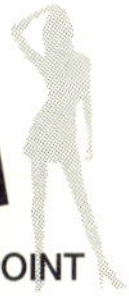

Drノウの ONE POINT カルテ

別れたくないと思ったら、熱い恋愛感情が冷める前に、家、子ども、家族という絆が生まれる結婚まで早く持っていくこと、それがお互いの賢い解決方法である。

KARTE
58
恋愛ホルモンという困った物質

永遠に続く恋愛は、脳科学から見れば存在しないし、存在しないほうが人類にはメリットがある。

一度好きになった相手しか一生好きになれないとすれば、どちらかが亡くなってしまえば、もう子孫は残せないことになってしまう。だから**恋愛は期限付きという仕組みになっている**のだ。

好きになった瞬間、脳には大きな変化が起きる。とくに重要なのは**PEA（フェニルエチルアミン）という脳内ホルモン**である。

この脳内ホルモンは人を好きになったときに濃度が上がってくる。いわゆる一目惚れホルモンとも考えられている。

PEAが持続して作用すると、恋愛感情も持続していく。もちろんこういった恋愛のときでも一つの脳内物質だけで、特殊な恋愛中の感情を作り出すわけではない。一気にいろいろな脳内ホルモンが作動し始めるのだ。

ＰＥＡによって、**オキシトシンという脳内ホルモンも分泌され、さらに一緒にいたい、会いたいという感情が作り出される。**

恋愛で生物学的に重要な意味は、一緒にいる時間を長くさせて、生殖して子孫を残させるということである。だからＰＥＡとオキシトシンによって、一緒にいなければ、どうにもならないほどの気持ちを作り出してしまうのだ。

女性が抱かれたいという気分は、このオキシトシンの作用もある。

あるいは抱かれることで安心感を得るという満足感に変わっていくのだ。

オキシトシンというホルモンが出ると、一緒にいて、相手を抱いていたくなり、抱くことによって、さらにオキシトシンが分泌されていく。本来は子宮を収縮させるホルモンなのだが、研究によって脳にも作用していることがわかってきた。

オキシトシンは女性ホルモンであるエストロゲンとの関係が深い。だからエストロゲンと一緒になって作用していく。

愛し合うということは、触れ合うということだ。好きな人の肌に接していたいと思うのは、本能的なものだと思うが、哺乳類では相手に接しないと生殖はできない。

そのためにも、**異性に近づくように脳に何らかの変化が起きなければいけない。そんなときオキシトシンが重要な働きをしている**わけだ。

扁桃体は快感という感情をチェックし、視床下部に情報伝達し、快感物質であるドーパミンも分泌される。ここまでくれば、一緒にいることが快感になってくるのだ。

脳の中がここまで変化してしまうと、一種の暴走状態で、理性的なコントロールが難しくなってくる。

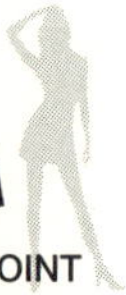

Drノウの ONE POINT カルテ

人を好きになるとき、脳の中で一斉にいろいろな脳内ホルモンとも呼ぶべきものが分泌される。そこまでくれば、後はその異常な状態に身を任せるしかないし、誰の声も聞こえなくなる。

KARTE
59
懲りない脳のメカニズム

どんなつらい別れであろうと、時間が経過してくれば、別れた記憶は残っていてもそのときとまったく同じつらい気持ちにはならない。

これは当然のように思ってしまうが、非常に重要なメカニズムである。つまり時間によって次第につらさが軽減されるのは、人間が生きていく上で非常に重要な意味を持つからだ。時間がたってつらさが消えていくと、人間は再び挑戦できるようになる。恋愛でも仕事でも失敗を気にせず次に向かえるのは、**忘れることができる脳、懲《こ》りない脳のおかげ**である。扁桃体が刺激され、怒りや悲しみの感情が一時的に強くなっても、必ず、最後には収束する。人間の脳はずっと同じ状態を保つことはできないのだ。

それは人間が前向きに生きられる秘訣である。

さらに前頭葉のすばらしい働きは、常に目標設定を変化させることができるということとだ。人間は目標というやる気になるものがあるから行動を起こすことができる。

しかし、その目標設定が高いと困難な状況に陥ってしまう。しかし、前頭葉はそんなとき目標を下げて困難を打開しようとするのだ。それこそが人間の脳のすばらしいところである。常に上だけを見るのではなく、自分が実現可能なことにうまく合わせながら、仕事をしていくことができる。

恋愛していて、お金がない人だけれど、誠実だからいいかという妥協をすることで、結婚が可能になってくる。これも懲りない脳の一つの仕組みである。

懲りないということは、あきらめずに行動できるということでもある。

多くの人が困難な状況でもうつ病にならず、何とか打破していけるのも、脳のそういった臨機応変の目標設定の仕方が影響しているのだ。

Drノウの ONE POINT カルテ

懲りない脳は忘れる脳であり、忘れる脳は何度も挑戦できる勇気ある脳なのだ。恋愛を勝ち取るには、前頭葉の目標設定を変えさせる働きがキーになる。

KARTE
60

偶然の出会いを運命だと錯覚する心理

運命的な出会いというものはあるのだろうか。偶然でも必然でも、出会った人の相性が合うか合わないかというのは、いったい何が決めているのであろうか。私たちが相手を決めていることで気がつかない一つの要因がある。

臓器移植などで問題になる人間の主要組織適合抗原遺伝子複合体（ＨＬＡ遺伝子）というものだ。ある研究で、ある宗教団体の夫婦のＨＬＡを調べた。この団体は、ごく限られた先祖からなる人たちで、ほかからの遺伝子が入ってきていなかった。

だが、この夫婦間には、このＨＬＡが関係していたことがわかった。同じＨＬＡタイプを持つ人を結婚相手に選んでいなかったのだ。つまり同じような遺伝子を持つタイプを無意識のうちに避けていたことになる。

もちろんお互いにＨＬＡを知るわけもないので、何かを基準に避けていたということになる。というよりＨＬＡの違う異性に惹かれたということになるだろう。これには脳の直感的な何かが影響しているのだろう。それが運命的な出会いと感じるのかもしれない。ＨＬＡが違ったほうが多様性のある遺伝子の組み合わせになるので、生き残っていく確率が上がるわけだ。

ほかの研究でも同じような結果が出ている。１２１人の男女がお互いのＴシャツの匂いを嗅いで、「快」か「不快」かの判定をしたところ、ＨＬＡの似たタイプの人の匂いは「不快」に感じ、違っていると「快」か「何とも感じない」ということになった。

つまり脳は匂いを基準（あるいは未知の感覚がほかにあるのかもしれないが）に、ＨＬＡの違いを区別している可能性がある。こうしたことを鑑みると、ＨＬＡの違う異性に出会ったとき、それを運命的な出会いと感じてしまうのかもしれない。

Dr ノウの ONE POINT カルテ

自分が直感的に運命的な出会いだと思ったとき、それは意外に外れていない可能性があるのだ。

KARTE
61

男と女はなぜ惹かれ合うのか？

男女が惹かれるのは、現代社会では2つの理由があるだろう。

一つは本能的なもの、あるいは大脳辺縁系と呼ばれる場所からの命令で、好きになり恋愛をして子孫を残すためであり、もう一つは、社会的な意味、つまり経済的なものを求めて惹かれるということだろう。そこには名誉とか肩書きということも関係してくる。脳的には理性的な恋愛とでもいえるだろうか。

この大きな2つの理由が原動力となって、男女を惹きつけているのだ。

そこで起きている最も大きな現象は、やはり脳の中で起こるさまざまな変化であろう。もちろん意識していることではなく、自分でもなぜ惹かれるのか説明はできない。

しかし、突き詰めていけば、脳で起きていることはただ一つ、快感であるということだ。脳の中で報酬系と呼ばれる場所は、側坐核《そくざかく》、内側前脳束《ないそくぜんのうそく》、腹側被蓋野《ふくそくひがいや》という場所にある。ここで快感物質のドーパミンが分泌されるのだ。つまり異性に惹かれるということは、この部分で快感を覚えているということだ。

報酬系は快感を記憶し、さらに行動を起こしたくなるように作用する。だからしばらく恋愛関係は維持できることになる。

ところがオックスフォード大学の神経科学者のウォルフラム・シュルツ教授らによれば、報酬系は目立つことにも反応するのではないかと報告している。

目立つものを追いかけることで、報酬を得られ、快感になると思うから、それを期待して行動を起こすということなのだ。

快感という期待が作り出されることで、人間は異性に惹かれ、行動するのだ。

彼女とセックスができるという期待（報酬）によって、積極的に迫っていく。それを本人たちは「惹かれる」と前頭葉で理解するのだ。ところがずっとその欲求が続けば、人間はほかのことをしなくなってしまうために、どこかにブレーキが必要になってくる。その働きをしているのがバゾプレッシンというホルモンである。

バゾは「血管」、プレッシンは「収縮させる」という意味だ。もともと、抗利尿ホルモンとして発見され、過剰に水分が失われないように、排尿を抑える働きをする。

しかし、脳の中ではまったく別の作用を持っていて、男の性衝動のブレーキとして働く。あまり激しいセックスでは男は体温も上昇し、まさにオーバーヒートしてしまう。セックスばかりして、ほかのことをしなければ、人類は滅んでしまう。だから性行動を抑えるシステムがあるのだ。

その一方では、脳内ホルモンのオキシトシンと一緒になると、オーガズムに達するのを補助している。相反する効果だが、一定の興奮まで高め、あとは男性をその興奮から遠ざける作用をしている。

さらに重要なものが、テストステロンという男性ホルモンだ。これも妙な作用を持つ。女性にはやっかいな存在で、これが女に理解できない行動を男に起こさせるのだ。

男性は、セックスが終わると、すぐに背を向けてしまうことがある。これはテストステロンのせいで、一人になりたいという願望を作り出すのだ。

テストステロンは、自分の縄張り意識を高める。そのため、セックスの後に、女性が近くにいるのを拒むようになる。反面、新しい女を求める原動力を作り出す。このテストステロンが多いと結婚しないとか、離婚率も高いという研究がある。

男が背中を向けるのは、自分勝手ではなく、脳からの命令でそうしてしまうのだ。女性はそれを理解することができずに、自分勝手な男だと思う。これが恋愛関係でも当てはまってくる。

つまり、親しさが深まり、女が男の内面まで踏み込んできたと感じると、自分の領域を侵されたと思い、急に男は拒否的になる。自分のテリトリーを守りたいのが男であるからだ。だから、女性が猪突猛進になって、一途になると逆に冷めてしまうのも、男性の典型的な行動である。


男女は惹かれ合い、その距離を微妙に保ちながら恋愛をしていくしかない。

Drノウの ONE POINT カルテ

好きだからといって常に一緒にいることは次第に苦痛になってくる。時には離れてお互いの関係にマイナスとなる脳ホルモンのバランスを保つことが重要だ。

KARTE 62

愛し合った仲が、なぜ3年で終わってしまうのか？

恋愛が永遠に続かないのは、脳に原因があると述べてきた。恋愛ホルモンともいえるＰＥＡは次第に枯渇してきて、さらに外界や体内の刺激を受け取るレセプターと呼ばれる場所も、次第に疲労してきてしまう。

結果的にこれが飽きとか慣れという現象になる。もちろんこれには、個人差があって、半年の人もいれば、３年の人もいる。ただ**世界的な統計で、離婚までの平均期間は４年というデータが出ている**。これは民族に関係なく４年なのだ。

動物の世界では、子離れが早く、親は新しいパートナーを追い求める。人間の社会ではそんなわけにはいかないが、生物学的には、そういった脳の仕組みがあるのだろう。だから３、４年で恋愛という熱い感情がうごめく異常な状態は終わりを告げるのだ。

同じ相手では恋愛ホルモンのＰＥＡは次第に分泌されなくなるが、相手が変われば、再びＰＥＡが出て、新しい恋愛状態を作り出すのだ。

３年で終える恋を長く続けるには、脳のホルモンだけの作用では無理なのだ。

後は理性、つまり前頭葉の働きで、相手の存在を認め、自分の損得を考え、そこで一緒にいるべきか、いないほうがいいのか考え、判断するしかない。

お互いが補完し合うような環境を作り出していくしかないだろう。

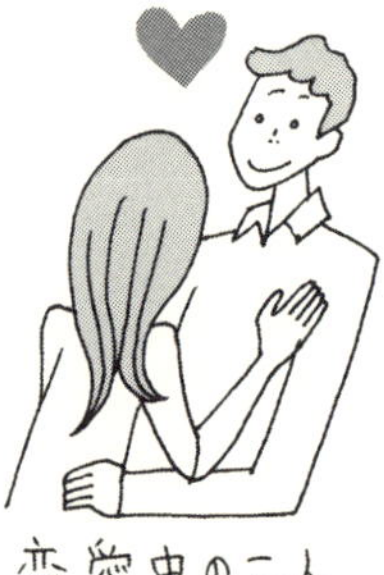

恋愛中の二人

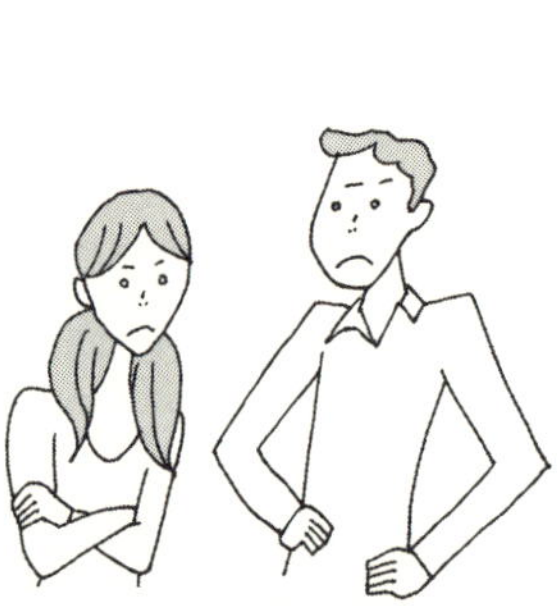

３〜４年後の二人

Drノウの ONE POINT カルテ

恋愛のピークになっているときには、何も見えない状況だ。外からの声も聞こえなくなっている。３年後に備えておける二人だけが、いい関係を維持できるのだ。

KARTE
63
こんな男ともう話したくないと思う女の心理とは？

車の中の会話が最も男女の脳の特性を示している。

運転中の男性に、女性が子どものことで、学校での深刻な問題を相談しても、きちんと聞ける状況にはならない。右脳の機能がそうさせてしまうのだ。

男性は複数のことを同時にできない。女性と違って脳を広く使うのが苦手なのだ。しかし、それが女性には曖昧な返事をされたと感じ、誠意がない、子どものことを真剣に考えていないと判断してしまう。

野球のテレビ中継を見ているときも同じこと。そこで女性が会社での悩み事を相談しても、やはり上の空である。そういった男性の態度をひどいと思ってしまい、もう二度と相談なんかしないと女性は思ってはいけないのだ。

反対に女性が意見を求めたときに、男性がはっきり結論を言ってしまうと、何度も述べてきたことだが「人の話を聞いていない、そんなに簡単に結論を出すなんて、ひどい」と、かえって、女性は不満を持ってしまうものだ。

結論が出ていることでも、まずとにかく聞くこと、男性の最も苦手なことである聞くことを優先して、十分に女性に話をさせてからゆっくり意見を言うことだ。

「男はちっとも自分をわかってくれない、何年も前から、いろいろ言っているのに無視されている」、そんなふうに考える女性も多い。

ところが男性にしてみれば「無視したなどとんでもない、きちんと聞いている」と思っているし、主張する。だが、顔の表情、身振り手振り、ときには涙を浮かべていることすら、**男は一時間後には覚えていないし、忘れ去ってしまっている。**

それくらい男性は女性の行動の変化に気がつかないし、見ていないものだ。

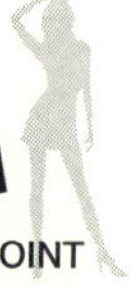

Drノウの ONE POINT
カルテ

とかく女性と男性の会話は噛み合わないことが多い。どちらかが努力しない限り、上手な会話はできないと知ろう。多くの場合、男性が譲って応えるほうが早い。

KARTE
64

なぜ不倫にはまってしまうのか？

男女の関係では安定というものを求める反面、どこかにリスクがあるものに、それがたとえ反社会的な行為であっても、ドキドキ感を求めるものだ。

それはノルアドレナリンが出て、緊張感を高め、より快感が強くなるからだ。

期待感のあるときの充足より、期待してないときのプレゼントのほうが効果があると前に述べたが、恋愛も同じことだ。

意外な展開で、不倫状態になれば、**期待していなかっただけに、ドーパミンがより強く出ることになる**からだ。

さらにテストステロンが同じように出てくれれば、攻撃的で独占的、単に快感というだけでなく、自分のほかの欲望を満たすことになり、その感覚を記憶してしまうと、普通の恋愛が面白くなくなってしまうのだ。

いわゆるクスリにはまってしまう状態というのは、側坐核でドーパミンが多量に出ている状態である。普段より高い濃度でのドーパミン分泌が起こると、はまってしまうという状態が多くの女性に現れる。

不倫はそれと同じことで、**マンネリに陥った人間は普段のドーパミン濃度では満足できなくなり**、よりリスクが高い不倫をすることで、満足感を得るようになって、不倫にはまってしまうのだ。

Drノウの ONE POINT カルテ

快感が強くなれば、より強い快感を求めるようになる。人間の欲望にはきりがない。どこかで歯止めをかけないと大きな失敗をすることになる。

KARTE
65

女はなぜ突然、別れたいと言い出すのか？

男性にしてみれば、ある日突然、女性から家を出ていくと通告され、あるいは別れると言われ、慌てふためいてしまう。

なぜそんなことを突然言い出すのかまったく理解できない。

しかし、それは女性にしてみれば、**突然ではないのだ。もう1年以上前から、いろいろなサインを出していた**のだ。それに男性がまったく気がつかないでいるのは、非言語的な表現に男脳が関心を示さないからだ。

何を言っても黙って返事をしない、泣いているばかり、ふてくされた態度、怒って部屋に鍵をかけて出てこないなどに対し、一時的に興奮しているだけだろうと男性は単に思っているが、その積み重ねによって、女性はいくら自分が訴えても無視され理解されない、もう話し合いなどしても意味がないと最終的に判断をするのだ。

あれだけ訴えていて、無視されてきたと思うのだ。

だから男性は突然の変化と思ってしまい、ただ驚くばかりでどうしていいのかわからなくなってしまう。

しかし女性が、「サインに気がつかないのはおかしい。感性がない、思いやりがないのだわ」と判断するのには無理がある。

男性の脳とはそういった視覚的な非言語の行動を理解するのが最も苦手なのだ。

女性側がもっとわかりやすく、私は今こう思っていると、はっきり意思を伝えて説明しないと、男性はいつまでたっても理解できないでいるし、女性が発信した情報は届かないことになる。

Drノウの ONE POINT カルテ

女性の微妙な変化に気がつくことは、男性にとってかなり難しい。はっきり意思を伝えて説明しないと、女性の発信情報は届かない。

KARTE

66

女が逃げて、男が追いかけるのはなぜ？

男性の精子の数はほぼ無限といえるだろう。しかし、女性の卵子の数と比較するとそこには天文学的な差があり、さらに妊娠・出産というリスクも抱えている。だから男性は数多くの女性を相手にすることが理論的に可能であり、女性は数より、相手をしっかり選ぶ必要がある、ということになる。

今も昔も**恋愛において男性が女性を求め、女性は逃げながら相手を選ぶという関係になるというパターンは変わっていない。**お互いの脳に遺伝子が組み込まれているのである。

これは人間の生殖というものの進化の結果、脳に蓄積されたものであろう。

だから女性は常に相手を選ぶことに慎重であり、あらゆる情報収集をしたいのだ。したがって、なぜ自分を選んだのか、という理由が欲しくなるのだ。

「なぜ私なのか」「私でないといけない理由は何か？」そういったストーリーを要求す

るのが女性である。左脳で論理的に理解できないと、女性は満足しない。

男性は数多くのチャンスを追い求めるのが遺伝子からの使命であるから、女性に対して直感的に恋のアプローチをかけることになり、なぜという理由はあまり存在しない。なぜ好きなのかと問われても、多くの男性からは、うまい答えが出てこないのだ。

男性が追いかけ女性が逃げる、これは遺伝子の中にある仕組みと考えるべきであろう。

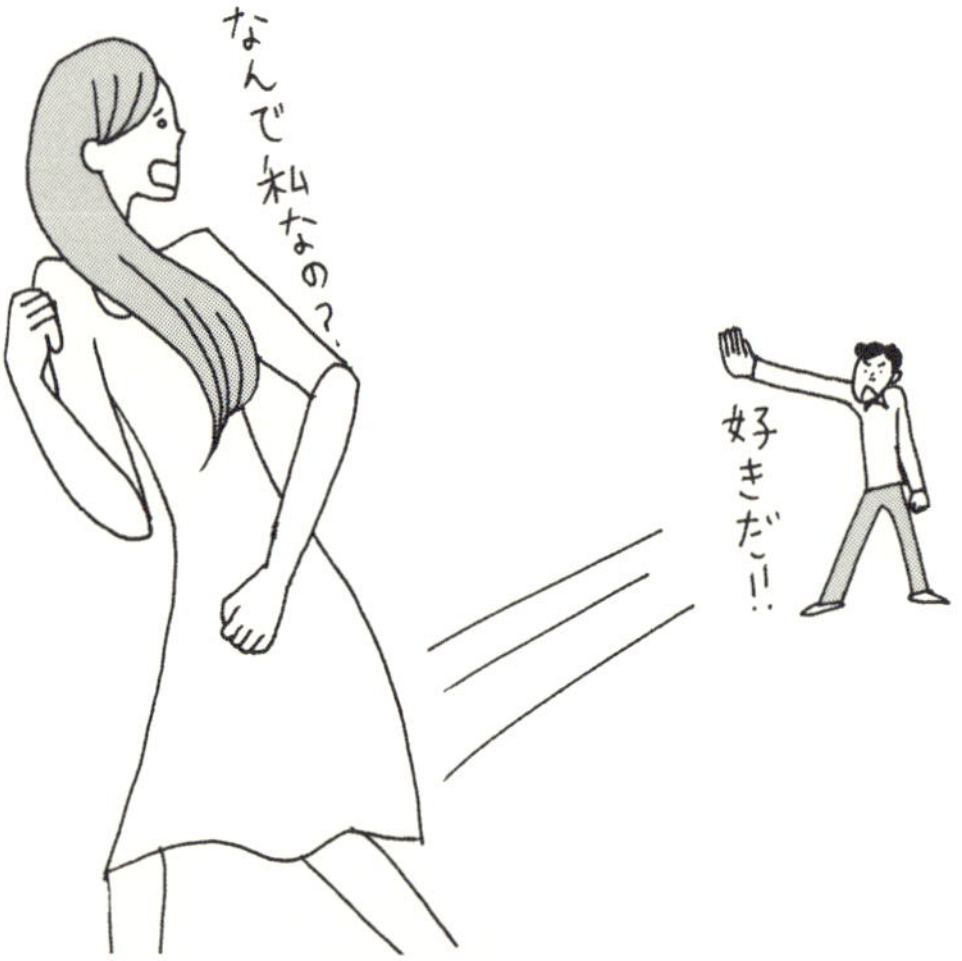

Dr ノウの ONE POINT カルテ

遺伝子に組み込まれている男女の行動だが、女性になぜ？　と問われて答えられる理由をきちんと考えておいてから、女性を追い求めるべきだろう。

第7章

賢い男は決して
女とケンカしない！

KARTE
67

昔から女に勝てるマニュアル、極意書はない

女性は男性に対し、「とにかく聞いてくれない。こんなに悲しい思い、つらい表情をしているのに気がついてくれない」と常にそう思っているはずだ。

だからこそ、女性の様子、変化に気づくように努力し、それを察知し、やさしく言葉をかけ、いち早く理解してくれる男性には、信頼を寄せるのだ。

そして女性の感情を受け止め、共感しているという姿勢が必要になるのだ。それも言葉だけでなく、顔の表情やシグサが大切だ。つまり、大きくうなずく、声を上げて笑う、じっと相手を見る、といった動作一つひとつを意識して、行動しなければいけない。

男脳がこうしたことに機能しない、ということを意識して男性は対応する必要がある。

これができない男は、たびたび女性と衝突する。だが、喧嘩になってやり込められるのがどちらかは目に見えている。**過去に怒らせたことを忘れている男脳、しっかり記憶**

に刻み込まれている女脳。この記憶が総動員されて、「あの時も、今も……」ということになる。どうあがいても女には勝てないのだ。男がしばしば力に頼るという悲しい現実がそのことを証明しているだろう。

ではどうすればいいのか。もし**修復しようとする気があるなら、女脳に快感を蓄積させる新しい記憶で過去を消し去る、つまり二人で楽しい記憶を増やすこと**だろう。それには、女性の心に喜びと満足感があふれるよう、男性が前向きに動かなくてはならない。

アメリカ的に何でも交渉して話し合いをということが、必ずしも精神的にいいとは限らないといわれ始めている。過去のイヤな記憶を呼び覚ますだけで、決していい解決にはならない。忘れる努力をすべきなのだ。だからこそ過去の過ちを引き出して口論し、結論を出すことなど、二人にとっては意味がないことなのだ。

Drノウの ONE POINT
カルテ

女に勝つ法はないにしても、衝突を避ける対処の仕方は多くあるだろう。彼女を前向きにすること、時には距離を置き、頭を冷やすことも必要になるかもしれない。

KARTE
68
ここに気がつけばケンカは避けられる

女性と男性の脳は相容れない存在である、ということがわかっていただけたのではないだろうか。となれば、女性とケンカすること自体意味がないということだろう。

男は論破しようとしても、女性には最終兵器である「でもね」「私はね」という言葉で切り返されてしまう。

だから**論理的な思考で、女性の考え方や行動に異を唱え、男性の意見を押しつけようとすることは、不可能**だと思うべきだ。

繰り返して言うが、女性の左脳的な思考のほうが有利なので、男性は理屈では女性をほとんど説得できないのである。さらに言語的な能力も女性に劣るのであるから、いくら言葉で説得し、理解させようとしても難しい。

男性はどうしても女性をリードし、優位性を保った関係でいたいと思っているのが、本当のところだろう。さらに怒ったり、意見したりすると、男性ホルモンのテストステロンが分泌され、攻撃的になる。そうならないように、譲ること、自分の意見を言わないこと、女性の意見に任せること、そのほうが賢明だろう。無理やりに男性の意見を押し通して、後から感情的な反論を食らってしまうと、修正に時間がかかり、大変なストレスを抱えることになる。

女性とケンカをしないためにも、まずは理屈っぽくならないでスッと受け入れること。それができれば、最終的にはお互いに受けるストレスが少なくなるはずだ。

Drノウの

ONE POINT

カルテ

自分の意見を通すと、それは倍以上になって跳ね返ってくる。女性の意見を受け入れること、それこそがケンカを避ける最善の解決方法だ。

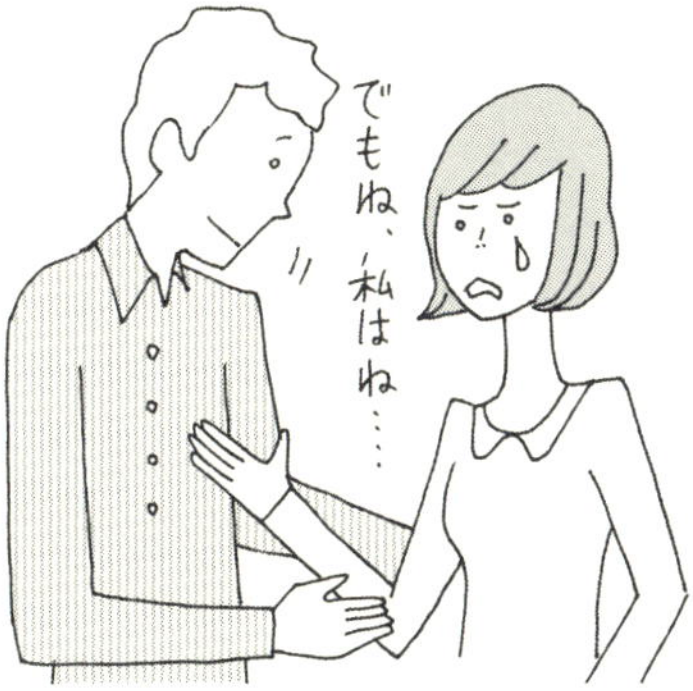

KARTE
69
どちらが正しいのか、まじめに議論してはいけない

男性に原因がある問題だとしても、それをすぐ認めて謝ることでは、女性は納得しないだろう。

つまり、自分が悪かったと簡単に謝って、男は白黒をつけたと思っていても、女性の怒りが収まるとは限らない。それには時間が必要なのだ。事あるごとに同じことを男性は非難されても、それに耐えることで、女性は次第に怒りを収束し始めるのだ。怒りの脳内物質の分泌もそれとともに弱まっていく。

最初は男性も感情的になり、意見が対立するのが普通であるし、言い訳やら、自分の正当性を主張するものだ。しかし、それは決して有効な解決策にはならない。どちらに問題があると女性は言いたいのではなく、**いかにそれについて真剣に会話したか、気持ちを込めて話し合ったかが重要な意味を持つ**のだ。

「あなたと結婚して15年たつけど、一度も本気で話し合ったことがないわね」
「付き合い始めて3年たったけど、私の気持ちなんかこれっぽっちもわかってくれないのね。もう別れましょう」

と多くの女性は言いがちだ。彼女たちにしてみれば、自分の悩みを訴えていたはずだが、男性にはまったく興味がないそぶりが見えて、上の空でしか話を聞いてくれていなかった、と感じていたのだ。ところが男性は結構話を聞いていたと思っているので、その女性の態度が理解できないのだ。

真剣に会話しようと思っている女性は、男性の反応、態度に納得できなくなってきて、脳が指令を出し、感情的になってしまう。

そうなったら理性が吹き飛び、いくら冷静に議論しようとしても無駄である。

Drノウの ONE POINT カルテ

男女の思いはすれ違う。冷静な議論というのは、女性とは非常に難しいだろう。男性も感情的になれば、それ以上に女性は感情的になる。そのことを知っておこう。

KARTE

70

彼女は満足していると思うのは、男の身勝手な幻想

男性が仕事でがんばって稼ぐことや出世することが、女性を喜ばせることだと信じているとすれば、それは大きな誤解である。

女性のために外車を買ってやれば、きっと満足すると思い、大きな家を買えば、大喜びで自分に感謝するだろうと、男は思うものだ。

ところが、**女性はそういった物質的な優遇を受けても、少しも喜んでくれない場合がある。**それより、自分をぎゅっと抱きしめて、時間を共有し、自分の話を真剣に聞いてくれる男性を求めるものだ。しかし、男性はそういった女性の心のひだを読むのが疎い。

男性は仕事でがんばった結果、それを評価され、給料がアップして、肩書きが上がるということに満足を覚える、という人が大半だろう。だが、それは女性の喜びにはならない、ということが理解できないのだ。

女脳は、あくまでも時間を共有している、心が通っている、ということに満足する。

こんな立派な家を建てたのに、なぜ女性は感謝してくれないのだろうか、高価なブランドバッグをお土産に買ってきたのに、なぜ喜んでくれないのか、と理解できないことが多い。これはテレビＣＭなどで、大きな家で家族が幸せそうにしている映像が流れ、幻想が作り出されているので、それと同じことを世の多くの男性が真似しようと思ってしまっているのだ。

しかし、**家族の生活時間はバラバラで、リビングルームに一緒にいるという瞬間すらなく、冷たい隙間風が男女間に流れているのに気がついていない。**

女性がいったい何に満足するのか、それをしっかり聞くべきだろう。男性とのあまりの違いに驚くだろう。

Drノウの ONE POINT カルテ

大きく立派な家、偉くなること、それらの多くが女性の犠牲のもとにあるとすれば、なかなか感謝されない。それより花束でも買って帰ったほうがいいのだ。

KARTE
71

女は勝手に悲劇のヒロインだと思い込む生き物

私は理解されていない、そう思い込むのも女性の特徴といえる。自分の思いが伝わっていない、常にそう感じているのが女性である。

いくら自分がつらい思いをして心がくじけていても、相手の男性はわかってくれない、仕事の話しか興味がない、そう思ってしまう。

男女間のコミュニケーションに大きなずれがあること、それはお互いの脳のセンサーの問題である。つまり女性は細かく観察する能力があるが、男性は劣っているのだ。

しかし、その差を理解できずに、いま付き合っている相手の男性には思いが伝わらない、ほかの男性はきちんと理解してくれるのに、なぜ？　と思い込むのだ。

ところが話を聞いてくれる男性は、下心があるから、熱心に聞くのであり、近づくための手段であることが女性にはわからない。

男性は相手の女性を手に入れたいと思えば、真剣に話を聞くようになるものだ。夫が妻の話を聞いてくれないのは、自分のものにした女性には興味を失ってしまう、男性特有の反応だろう。

女脳は情報が過剰ということは存在しない。いくらでも言葉を受け止められるものだ。だから**男性が意識的に心を通わせてケアしないと、次第に女性は見捨てられていると思ってしまい、心に鍵をかけてしまう**のだ。

悲劇の中にいると思い込んでいる女性に、生活に不安はなく、お互いに本当は今が恵まれた状態だよ、といくら説明しても理解しないのだ。

やはりここでも、一緒に共感すること、相手目線で話し合う時間を持つこと、「君の気持ちを理解できないでいた」と、その姿勢を示すしか解決の方法はない。

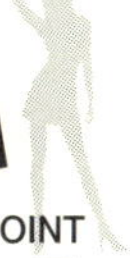

Drノウの ONE POINT カルテ

女性が自分の部屋に入って鍵をかけたとき、それはコミュニケーションを拒否しているのではなく、何とかしてほしいというサインである。心を通わせてケアしよう。

KARTE
72
強がるより、時には弱みを見せたほうがいい

男女が仲良くやっていくには、支え合うという当たり前の姿勢が必要になる。

ケンカをしていても、夫が病気になり、強気だった夫が急に弱気になっていくと、同情を感じてしまうものだ。逆に妻が病気になると夫のやさしさが出ることもある。

支え合うことで、快感物質の脳内ドーパミンが分泌される。しかし、お互いが健康で好きなように生きていると、支え合っていくことを忘れてしまうものだ。もっと自分は自由に生きたいと、そんな感情を持つのかもしれない。妻もバリバリと仕事をしている対等の夫婦というのは、長い目で見ると長く続かない可能性がある。

だから両者に収入の基盤があり、仕事ですれ違いの日々が多い芸能人同士の結婚は、なかなか長続きしないようだ。支え合うということにはならないからだろう。

最近では健康で長寿ということになってきたので、70歳を超えて離婚ということもあ

り得る。高齢になってきてどちらかが、体が弱ければ依存心も強くなり、離婚ということにもなりにくいはずだが、健康長寿という社会になってくると、ますます高齢離婚が起きるのかもしれない。

無理せず、自分の弱みを見せよう。妻に頼らざるしかないという部分を示すことは、夫婦円満のテクニックになるだろう。もちろん若いカップルでも同じことだ。**自分の弱点を早く女性に見せておけば、女性は自分がいかにこの男性に必要な人間なのかという意識が芽生える**のだ。母性本能をくすぐるということだろう。脳にあるミラー細胞は、相手の様子を見るだけで、同じ感情を作り出す。つらそうにしていれば、女性もそれを読み取ることができるのだ。

つまり男性の弱点が、女性に共感を与えることになり、お互いの絆が強くなるわけだ。

Drノウの ONE POINT カルテ

弱みも時には武器になるものだ。男があまりに自立度が高いと、女性は自分の存在理由がないと思ってしまう。常に、自分にはあなたが必要なのだとはっきり示すことだ。

KARTE

73

女と闘っては損。いかなるときも許し、許しを請うべし！

女性と仲良くやっていくのは難しい。私の診療に通ってきている、85歳を過ぎた、男性が「先生、やっぱり女房とは合わないねえ」と漏らしていた。

つまり夫婦というものは、年齢を重ねれば何でも理解し合えるというようには変化をしていかないのだ。ケンカをしてお互いが言い争いをするのも、新しい夫婦関係に変化していく一つの過程である。

人間は葛藤することで、自分を変えていける。脳も常に同じではなく、常に変化を続ける。その結果、男女間にすれ違いが生じ争いが起こるといえるだろう。

もちろんそこで最悪は離婚もあり得るかもしれない。しかし、それによってお互いの脳は変化して、さまざまな困難に対応できるようになっていくのだ。

女性と闘って、説き伏せ、納得させて、男性の思うように生きていく時代ではなくなった。封建制度の時代ならまだしも、今は女性が仕事を持ち、自由に生きられる環境がある。夫や恋人と一緒にいることが苦しいと思えば、外へ飛び出すことが可能な時代だ。**主体性を持って生きたいと女性が決意したとき、男性はそれを止めることができない**ということだ。経済封鎖によって一時的には、引き止められる女性もいるかもしれないが、最終的には出て行ってしまうだろう。

妻と一緒に生活をしたいと思うなら、最後まで闘いを放棄することだ。男性の一人暮らしは寿命が10年短くなるという研究があるが、それほど男はストレスに弱いのだ。

女性との闘いに勝利はないと思っておこう。

「夫婦ゲンカは勝ち負けではない。いかに少なく負けるかなのだ」

これは古い映画『ローズ家の戦争』の中のセリフだが、それは今も生きている。

Drノウの ONE POINT カルテ

長い夫婦生活で考えるなら、今、ケンカをしていても、時が変化をくれるはずだ。脳は同じ状態を続けることはできない。だから短期間に重要な決断を下すべきではない。

おわりに　女の空気が読める男、読めない男

男性は自分の好きなことに人生を費やすものだ。好きになった女性のために一生を捧げたいと感じるが、それが手に入ってしまうと、急激にその女性のために一生を捧げるという意識は消えてしまう。

ほかに自分が興味を持てるものを探し始めてしまうのだ。

そんな男性の心の変化を、高感度の女性の脳センサーである視覚、味覚、触覚、嗅覚などが働き、すぐに察知するのだ。

しかし、男性は女性に察知されたことにずっと気がつかないで行動してしまう。もっと自由にしていいのだと信じて、浮気をしたり、趣味に走ったりする。そこからお互いの心が離れていってしまう。

女性が何を考えているのか、どんな行動をするのか、本書を読んでもらった読者には、かなり理解していただけたのではないだろうか。

男女は誰もがお互いを理解しようと思っている。ただ、実際の日常行動の中で相手の存在を認め、補い合うことは、特に男性側が意識してかからないと、かなり難しいといえるだろう。

存在を認め、お互いがそれを評価し合うしか方法がないのだ。

「努力すれば、言わなくても理解してもらえる」――この考えがいかに危険かは、本書によって明らかにされたのではないだろうか。

相手を思いやることは、言うのは簡単だが、意識してかからないとなかなかできない。あなたに今できることは、彼女の言葉と行動をしっかり観察し、どんな気持ち、心理状態にあるのかをつかんで、心を共有して受け止めることだ。

これがいかに大切か、それをわきまえて行動することが、女性の空気の読める賢い男になる近道である。

米山公啓

著者プロフィール

米山公啓（よねやま きみひろ）

1952年、山梨県生まれ。聖マリアンナ医科大学医学部卒業。専門は神経内科。98年同大学第2内科助教授を退職後、医学実用書、エッセイ、医学小説など、本格的に執筆活動を開始。現在も東京都あきる野市の米山医院で診療を続けながら、年間10冊以上のペースで書き続け、これまでに220冊以上を上梓。

講演会、テレビ、ラジオ出演と多彩に活躍し、また趣味である絵画に加え、客船クルージングで世界中の客船を取材している。

主な著作に、『脳が若返る30の方法』（中経出版）、『もの忘れを90％防ぐ法』（三笠書房）、『人生を変えた10日間』（青春出版社）、『沈黙野』（講談社）、『父が残したメッセージ　7日間の人生レッスン』（マガジンハウス）などがある

脳《のう》の不思議《ふしぎ》がわかれば 女性関係《じょせいかんけい》は99％うまくいく

2010年4月20日　第1刷発行

著　者　米山公啓
発行人　藤井一比古
発行所　株式会社　六耀社
〒160-0022
東京都新宿区新宿2-19-12 静岡銀行ビル5F
TEL 03-3354-4020（代表）
FAX 03-3352-3106
振 替 00120-5-58856
E-mail books@rikuyosha.co.jp/
http://www.rikuyosha.co.jp
印刷・製本　中央精版印刷株式会社

ISBN978-4-89737-651-6